西安体育学院校级立项资助教材

瑜伽教程

主编 于巴锁

U0290683

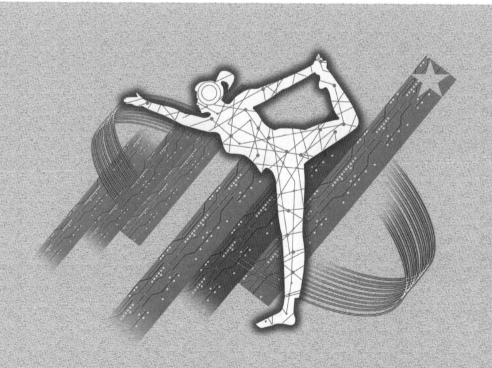

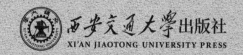

西安交通大学出版社
XI'AN JIAOTONG UNIVERSITY PRESS

图书在版编目(CIP)数据

瑜伽教程 / 于巴锁主编 . -- 西安：西安交通大学
出版社，2024.7. -- ISBN 978 - 7 - 5693 - 3904 - 8

Ⅰ. R247.4

中国国家版本馆 CIP 数据核字第 2024X2J715 号

书　　名	瑜伽教程	
	YUJIA JIAOCHENG	
主　　编	于巴锁	
责任编辑	侯君英	
责任校对	王斌会	
装帧设计	伍　胜	
出版发行	西安交通大学出版社	
	(西安市兴庆南路 1 号　邮政编码 710048)	
网　　址	http://www.xjtupress.com	
电　　话	(029)82668357　82667874(市场营销中心)	
	(029)82668315(总编办)	
传　　真	(029)82668280	
印　　刷	西安五星印刷有限公司	
开　　本	787 mm×1092 mm　1/16　**印张** 14　**字数** 253 千字	
版次印次	2024 年 7 月第 1 版　　2024 年 7 月第 1 次印刷	
书　　号	ISBN 978 - 7 - 5693 - 3904 - 8	
定　　价	48.00 元	

如发现印装质量问题，请与本社市场营销中心联系。

订购热线：(029)82665248　(029)82667874

投稿热线：(029)82668525

编委会

羿翠霞　陕西师范大学

游春花　西安工商学院

陈　媛　北京航空航天大学

冯　瑞　长安大学

潘秀刚　西安交通大学

王　华　西安体育学院

康　莉　陕西省健身瑜伽协会

陈玉霞　青海师范大学

李群凤　暨南大学

孙　旭　西安体育学院

梁译心　陕西省健身瑜伽协会

杨　帆　西安航空学院

刘　荣　西安音乐学院

韩　杰　西安音乐学院

冯潇凡　西安工商学院

祝新蕊　西安明德理工学院

张杨婧雅　陕西省健身瑜伽协会

周文婷　西安邮电大学

任红桦　西京学院

向稼俊　西安体育学院

刘育彤　兰州大学

杨　旭　三亚学院

刘昱含　西安体育学院

前　　言

　　体育是以身体运动为基本手段，促进身心发展的文化活动。国家倡导体育活动的目的是"增强体质，增进健康，改善生活方式，提高生活质量，促进社会经济健康、文明发展"。加快发展健身休闲产业是推动体育产业向纵深发展的强劲引擎，是增强人民体质、实现全民健身和全民健康深度融合的必然要求，是建设"健康中国"的重要内容，对挖掘和释放消费潜力、保障和改善民生、培育新的经济增长点、增强经济、增长新动能具有重要意义。

　　健身瑜伽是以促进身心健康为目的，是体育养生和健身休闲产业的重要组成部分。本教材贯彻健身瑜伽中国化的学术取向和理论意识，以通过自身的体位训练、气息调控和心理调节等手段为理论主线，重点从改善体态、增强活力、延缓衰老等方面介绍健身瑜伽的练习方法。该教材的前沿性——与时俱进，体式、编排、理论新颖；可读性——文字简洁，条理分明，前后连贯；规范性——结构严谨、重点突出、阐释精确、安全可行；完整性——较为系统、全面地反映健身瑜伽的知识体系，便于了解和认识健身瑜伽的全貌；可选择性——丰富的内容可供不同学校、不同教学要求和不同的学生选择使用，各取所需。

　　本教材重点关注健身瑜伽的体式锻炼和科学实践。"健身"一词的含义比较清晰，是"使身体健康"的意思。在日常生活中，这个词语常与各种体育运动联系在一起，如"健身操""健身球"等。体育运动可以说是各种身体活动的总称，因此，健身与体育运动相关联，不但必然而且自然。健身体现了体育运动的基本精神和主要目的，而丰富多彩的体育运动使健身的目的得以充分落实。

　　本教材的编写人员均是长期从事健身瑜伽教学与研究的教师，具有丰富的教学经验，且各有所长，因此，各自在所撰写的章节中都融入了他们多年的教学心得和研究成果，能够有效保证本书的质量。尽管如此，基于种种原因，特别是由于此次修订再版时间紧迫，本教材未来得及做好更为系统地完善。我们计划在今后的教学、研究、实践中不断努力，传承本书特色，持续修订、改进。

编者
2024 年 3 月

目 录

第一章 瑜伽概述 ··· （ 1 ）

第一节 瑜伽的起源、概念与发展历程 ································· （ 2 ）

第二节 瑜伽的中国化历程 ··· （ 6 ）

第二章 健身瑜伽：哈他瑜伽 ··· （ 9 ）

第一节 哈他瑜伽的概念与特点 ·· （ 10 ）

第二节 哈他瑜伽基础体式 ··· （ 11 ）

第三节 哈他瑜伽初级体式 ··· （ 16 ）

第四节 哈他瑜伽中级体式 ··· （ 50 ）

第五节 哈他瑜伽高级体式 ··· （ 85 ）

第三章 健身瑜伽：阿斯汤伽瑜伽 ···································· （ 133 ）

第一节 阿斯汤伽瑜伽的概述 ··· （ 134 ）

第二节 阿斯汤伽瑜伽初级序列体式 ·································· （ 139 ）

第三节 练习阿斯汤伽瑜伽的注意事项 ······························ （ 166 ）

第四章 健身瑜伽调息法 ··· （ 169 ）

第一节 健身瑜伽常用呼吸法 ··· （ 170 ）

第二节 健身瑜伽常用调息法 ··· （ 171 ）

第三节 健身瑜伽收束法和契合法 ····································· （ 175 ）

第五章　健身瑜伽冥想⋯⋯⋯⋯⋯⋯⋯⋯⋯⋯⋯⋯⋯⋯⋯（181）

第一节　健身瑜伽冥想⋯⋯⋯⋯⋯⋯⋯⋯⋯⋯⋯⋯⋯⋯⋯⋯（182）

第二节　正念冥想⋯⋯⋯⋯⋯⋯⋯⋯⋯⋯⋯⋯⋯⋯⋯⋯⋯⋯（184）

第三节　健身瑜伽冥想的科学基础⋯⋯⋯⋯⋯⋯⋯⋯⋯⋯⋯（188）

第四节　健身瑜伽冥想的训练方法⋯⋯⋯⋯⋯⋯⋯⋯⋯⋯⋯（189）

第六章　健身瑜伽教学⋯⋯⋯⋯⋯⋯⋯⋯⋯⋯⋯⋯⋯⋯⋯⋯（201）

第一节　健身瑜伽教学原则⋯⋯⋯⋯⋯⋯⋯⋯⋯⋯⋯⋯⋯⋯（202）

第二节　健身瑜伽教学方法⋯⋯⋯⋯⋯⋯⋯⋯⋯⋯⋯⋯⋯⋯（204）

第三节　健身瑜伽套路创编⋯⋯⋯⋯⋯⋯⋯⋯⋯⋯⋯⋯⋯⋯（208）

参考文献⋯⋯⋯⋯⋯⋯⋯⋯⋯⋯⋯⋯⋯⋯⋯⋯⋯⋯⋯⋯⋯⋯（213）

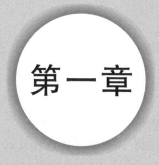

第一章

瑜伽概述

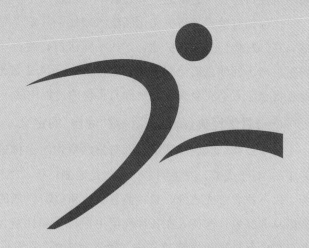

第一节　瑜伽的起源、概念与发展历程

一、瑜伽的起源

瑜伽被称为活化石，据印度传说，在距今 6000 年之前，湿婆发明了秘密瑜伽，流传于喜马拉雅山区。据相关考古证据证实：在公元前 3000 年印度河流域文明中就有瑜伽的实践，已经形成了一整套完备的瑜伽修行体系。瑜伽的最早历史遗迹可以追溯到莫蒂默·威勒爵士（Mortimer·Wheeler）于 1922 年在印度河谷的莫亨焦·达罗进行考古发掘时，他发现的刻有莲花式跌坐、莲花式盘坐冥想、作莲花式而沉思的男子印章，类似的印章在哈拉帕（Harappa）也多有发掘。莲花坐姿是瑜伽习练中最经典的坐姿之一，因此可以推测在公元前 3000 年，古印度就已经流行着瑜伽思想和行法。瑜伽的踪迹除了在印度河流域文明中出土的文物和历史悠久的民间瑜伽修行者中有所体现外，还可以在世界上现存最古老的宗教典籍、婆罗门教的重要经典——《吠陀本集》中找到，尤其是《梨俱吠陀》和《阿闼婆吠陀》。

二、瑜伽的概念解析

"瑜伽"一词在语源学上起源于表示"连接"或"约束"的古老词根"yuj"，它和英语的"yoke"、法语的"joug"、德语的"joch"等同源，其意义有多种，如给牛马上驾具、获得神通力、联结、联系、约束等；也有将瑜伽的含义引申为"轭"，指用农具"轭"将一对牲口连在一起耕地，有驾驭牛马之意。

作为拥有数千年历史文化底蕴的瑜伽，其定义是一个十分复杂、多方争论的问题，在《瑜伽之光》中有描述：正如一颗切割打磨得非常好的钻石有很多面，每个面都折射出不同颜色的光线一样，瑜伽这个词也是如此，每个面折射着不同含义，同时也揭示了人类在赢得内心平静与喜悦的过程中的不同层面。

（一）哲学经典《薄伽梵歌》对"瑜伽"的定义

哲学经典《薄伽梵歌》第二章与第六章均对瑜伽进行了定义，具体内容为：第二章中的"对于成败，一视同仁；你立足瑜伽，行动吧！瑜伽就是一视同仁。"阐释瑜伽为：以不执着于成败的心意，怀着激情和（或）强烈的热情遵从瑜伽规训，让自我保持顺从和深思，这使人在各种环境中保持平和性情。因此，瑜伽是人在语言、行动和思想中保持平和性情的方法。第六章中的"要知道，所谓瑜伽；就是摆脱痛苦束缚，不应该精神沮丧。"表明瑜伽的含义是自我控制，不受一切痛苦与悲伤的束缚。

(二)帕坦伽利的《瑜伽经》对"瑜伽"的定义

帕坦伽利在《瑜伽经》中解释:"瑜伽就是规训""瑜伽是止息(打破或超越各种)意识模式(意识形态)"。大意是:"瑜伽是意识活动的终止""瑜伽是对心的变化的抑制""控制心的意识波动"。通俗理解为:瑜伽是为了控制思想波动而进行的心意规训,是为了获得意识的稳定状态的行为过程,即瑜伽是把注意力集中于被冥想的对象之上,直到心无杂念。

(三)《奥义书》对"瑜伽"的定义

瑜伽一词的原意是"联系"或"驾驭",引申为修炼身心的方法。《伽陀奥义书》将那吉盖多从死神那里获得的奥义知识称为"完整的瑜伽法",说他由此"摆脱污垢和死亡,达到梵"。《白骡奥义书》中描述了修习瑜伽的适宜地点以及通过控制身体和思想认知梵:"犹如一面镜子沾染尘土,一旦擦拭干净,又光洁明亮,同样,有身者看清自我本质,也就达到目的,摆脱忧愁。"《弥勒奥义书》中也将瑜伽作为与梵合一的方法加以描述,并将瑜伽分为六支:调息、制感、沉思、专注、思辨和入定。在后来出现的瑜伽经典《瑜伽经》(Yogasūtra)中,波颠阇利(Patajali)将瑜伽分支确定为八支:"禁制、遵行、坐法、调息、制感、专注、沉思和入定。"两者的方法和精神基本一致。

(四)《瑜伽之心》对"瑜伽"的定义

《瑜伽之心》中对瑜伽是这样描述的:"瑜伽这个词的许多解释已流传了好几个世纪,其中之一即是'合成一体''联结',还有一个意思则是'将千丝万缕的心念绑在一起',这些定义乍看之下,似乎风马牛不相及,但其实说的是同一件事。尽管'合成一体'这个解释赋予瑜伽一种身体上的诠释,然而将心念绑成一束的这个意思,就是在我们着手实际做瑜伽之前,要专注于瑜伽修习。""瑜伽这个词更进一步的意义是'获得先前未获得的'。这个概念的起始点是:有些事我们今天尚未有能力做到,但如果找到实践这个渴望的方法,那个踏脚石即是瑜伽。""瑜伽另一个古典的定义是'与神合一'。任何可以带领我们更靠近、更了解比我们更高、更强的力量,即是瑜伽。当我们与更高的力量感觉一致,这也是瑜伽。"

(五)《瑜伽之树》对"瑜伽"的定义

《瑜伽之树》中解释瑜伽为:"瑜伽就是结合身心的修炼。对修行的人来说,瑜伽也是结合心与智;对修行更深入的人来说,瑜伽结合了身、心、智与灵。身与心及心与灵的结合,瑜伽是根本的艺术。人通过瑜伽与灵魂联结,瑜伽是心灵的艺术;每一种体式都有精确的几何和建筑结构,是美术;瑜伽带给练习者健康、快乐,所以它是治疗与实用兼具的艺术;当观看者赞叹体式呈现的美与和谐时,瑜伽又成了表演艺术。"

（六）《健身瑜伽体位标准（试行）》对"瑜伽"的定义

《健身瑜伽体位标准（试行）》定义瑜伽为：以促进身心健康为目的，通过自身的体位训练、气息调控和心理调节等手段，改善体态、增强活力、延缓衰老，是体育养生的重要组成部分。

三、瑜伽的发展历程

由于直接资料的缺乏和历史记载的不足，目前根据间接材料将瑜伽发展史大致分为 5 个时期，分别为原始瑜伽、前古典瑜伽、古典瑜伽、后古典瑜伽、近现代瑜伽。

（一）原始瑜伽（约公元前 3000 年—公元前 1800 年）

原始瑜伽可以根据印度河文明的出土文物和历史悠久的民间瑜伽修行者进行推断。考古学家在印度河谷发现的 3 枚约公元前 3000 年的呈莲花坐姿男子的印章，是这个时期的标志之一，有力地证明了瑜伽行法在印度的源远流长。除此之外，原始瑜伽的踪迹还可以在世界上现存最古老的宗教典籍、婆罗门教的重要经典——《吠陀本集》中找到，尤其是《梨俱吠陀》和《阿闼婆吠陀》。《梨俱吠陀》中提到了 yoga 一词和它的动词词根 yuj；《阿闼婆吠陀》第十五卷中曾记载了一个"誓戒者教团"（Vratyas），据研究，与原始瑜伽有关系。

（二）前古典瑜伽（公元前 800 年）

前古典瑜伽自初期奥义书开始，包含初中期《奥义书》和印度史诗《摩诃婆罗多》，尤其是《薄伽梵歌》《解脱法》《续神歌》等典籍中的瑜伽思想和行法，其中《薄伽梵歌》是所有瑜伽书籍中最为有名的，这些发展大都记录在《摩诃婆罗多》中，所以前古典瑜伽又被称为史诗瑜伽。《奥义书》中的哲学思想是通过对智瑜伽的冥想实践获知的，在不少的《奥义书》中都提到冥想和其他瑜伽实践在为圣人获得直觉的洞见方面起到了极其重要的作用。同一时期，在《白骡奥义》中，瑜伽行法得到系统的阐述，第一次看到禅定瑜伽和数论瑜伽。《薄伽梵歌》提出三条道路可以达到解脱，即：业瑜伽、智瑜伽和奉爱瑜伽。这一时期的瑜伽从《奥义书》到《薄伽梵歌》逐步完成了瑜伽行法与哲学的合一，使瑜伽这一发源于印度原住民的实践逐渐转为正统，由强调行法到行为、信仰、知识三者并行不悖。古典瑜伽八支几乎都先后出现，这预示着古典瑜伽的形成。

（三）古典瑜伽（自公元前 200 年开始）

古典瑜伽是指由钵颠阇利的《瑜伽经》及其广泛的注解文献发展而成的哲学体系，是印度哲学六大古典体系之一，又称为"王瑜伽"。钵颠阇利不是瑜伽的创立者，但他在对瑜伽系统化方面功不可没，他把之前已经存在的关于瑜伽的知识和行法进行系统化整理，是集大成者。他不仅汇总了瑜伽实践的不同形式，还汇总了与瑜伽有关的种种观念，并且把它们嫁接到了数论哲学之上，引入了新的概念和术语，从而使数论和瑜伽牢固地联系在一起，形成了瑜伽现在的形式。另外，瑜伽行法至此形成了固定的八支，标志着这一体系的定型。

（四）后古典瑜伽（公元 200 年—1900 年）

后古典瑜伽时期是指在古典瑜伽创立者钵颠阇利之后发展起来的许多流派，主要包括哈他瑜伽（hatha yoga）和瑜伽《奥义书》等。哈他瑜伽重视身体修炼，在体式和调息等瑜伽技术方面有很多发明。《奥义书》特别强调技能和实践的性质，冥想不再是达到梵我合一的唯一方法，信爱、个人崇拜和精妙的生理学代替了僵化的仪式崇拜和超验的沉思。后古典瑜伽一个重要的特点是身体的修习成为核心，瑜伽与佛教、印度教合流，三者之间相互影响、相互融合。这一时期，瑜伽开始向域外传播，中国开始出现各种瑜伽派别。

（五）近现代瑜伽（19 世纪中后期至今）

近现代瑜伽时期印度瑜伽传入西方，并得到蓬勃发展。"罗摩克里希那教会"（Ramakrishna Mission）在瑜伽传入西方中贡献最大，他们论述了瑜伽的 4 条道路："王瑜伽""业瑜伽""智瑜伽"和"信爱瑜伽"。斯瓦米·穆克特南达（Swami Muktonanda）（1863—1902）是一位具有世界影响的成就瑜伽行者，他在 52 个国家建立了 350 多个"成就瑜伽中心"（Siddha Yoga Centres），其中 200 个和 5 所修道院都在美国。印度现代哲学家奥罗宾多（Aurobin do）（1872—1950）在当时被印度人民尊称为圣哲，他的基本思想被称为整体瑜伽。在美国产生巨大冲击力的瑜伽行者波罗摩汉萨·瑜伽南达（1893—1952），他的《一个瑜伽行者的自传》对瑜伽的发展产生了巨大的影响，现已成为瑜伽文学的经典。1972 年，"瑜伽国家联盟欧洲联合会"在瑞典成立。

近现代时期的瑜伽在理论上开始与西方的宗教、哲学思想甚至某些学科相融合，和哲学的结合产生了一些新的瑜伽变种，不再仅仅局限于宗教界，它的范围已经进入医学界、心理学界、艺术学界、体育学界等。

对于瑜伽的发展历史，不同学者的依据不同，具体划分也各异，世界瑜伽历史与印度宗教哲学研究领域权威大师格奥尔格·福伊尔施泰因（Georg Feuerstein）从历史的角度，将瑜伽按照 9 个年代来划分：前吠陀时代（公元前 6500 年—公元前 4500 年）、吠陀时代（公元前 4499 年—公元前 2500 年）、梵书时代（公元前 2499 年—公元前 1500 年）、后吠陀时代或奥义书时代（公元前 1499 年—公元前 1000 年）、前古典或史诗时代（公元前 999 年—公元前 100 年）、古典时代（公元前 99 年—公元 500 年）、密教或往世书时代（公元 501 年—公元 1300 年）、宗派时代（公元 1301 年—公元 1700 年）、现代（公元 1701 年至今）。

第二节 瑜伽的中国化历程

一、瑜伽在我国初期的传播与发展

瑜伽在我国早期传播是以佛教为特征的传播，或者说是以佛教为载体进行的传播。瑜伽与佛教各有侧重，瑜伽注重内外兼修、调息及练意，在我国早期主要以语言、文字的形式进行传播。佛教注重内修，还吸收了古代瑜伽的修炼方法，瑜伽中的静坐姿势在佛教中称为"跏趺坐"。

瑜伽的中国化主要表现为：在佛教进入我国之前，我国古代的常用坐姿是长跪，即双腿跪在地上，上身直立，臀部坐于脚跟处。佛教传入我国后，瑜伽盘腿静坐的姿势被广泛地吸收，道教也以此法为静坐方式。天竺国按摩法是一个具有代表性的瑜伽体位方法，孙思邈称"天竺国按摩，此是婆罗门法"，此方法在唐代孙思邈《千金要方》、宋代《云笈七签》和明代高濂的《遵生八笺》中均被收录，这些都可以看作是对瑜伽表象的吸收。

二、瑜伽在我国中期的传播与发展

20 世纪 80 年代，瑜伽主要通过电视、期刊进行传播，内容涉及瑜伽的练习方法、呼吸、练习效果、饮食等方面。这一时期，在我国有重要影响力的人物是美籍华人张蕙兰。1985 年，张蕙兰在中央电视台主持的《瑜伽——自我身心锻炼方法》长篇电视片集播出；1986 年，张蕙兰与柏忠言编著的《瑜伽——气功与冥想》一书由人民体育出版社出版；张蕙兰还通过中国唱片公司录制并发行《瑜伽功音乐》。张蕙兰通过书籍、录像带、录音带等介绍瑜伽的冥想法、收束法、契合法、调息法及瑜伽姿势动作，将瑜伽全面展示在我国人民的面前，为瑜伽的推广作出了极大贡献，被誉为"中国瑜伽之母"。

三、瑜伽在我国现代的传播与发展

20 世纪后期，随着社会经济不断发展，人们原先的"无病、无伤、无残"便是健康的观念，在国家政策对全民健身运动的引导下被突破，开始广泛认知并接受东方健身运动"祛病健身、促进身心健康"等观念。2000 年，《健与美》杂志刊登一系列关于瑜伽练习方法、功效及瑜伽培训资讯内容，2004 年，《解放日报》《科学日报》等也登载了瑜伽相关文章。

2010 年，由国家体育总局社会体育指导中心组织相关领域专家，结合当时我国国情和大众健身需求，在传统瑜伽基础上，研究制定出了一套符合国人需求的体育健身项目——健身瑜伽。健身瑜伽中国化，既服务于中国国情的需要，又不断推动新的中国文化和行业形态产生。随后，在国家体育总局社会体育指导中心的推动下，相继出台了《健身瑜伽体位标准（试行）》《健身瑜伽竞赛规则与裁判法（试行）》《中国健身瑜伽教练员管理办法（试行）》《中国健身瑜伽段位制（试行）》《中国健身瑜伽晋段官管理办法（试行）》《健身瑜伽竞赛裁判员管理办法实施细则（试行）》等文件，推动了中国健身瑜伽行业教练员、裁判员及运动员的培训、培养工作标准化、规范化，健身瑜伽这项运动在我国迈入新的发展阶段。

2014 年 12 月 11 日，国际瑜伽日由联合国第 69/131 号决议宣布设立，国际瑜伽日的设立得到了 175 个成员国的支持，自 2015 年开始，每年的 6 月 21 日被定为国际瑜伽日。这个节日的设立旨在提高人们对练习瑜伽可以带来的诸多益处的认识。

这个日子在许多文化中具有特殊意义，是中国传统二十四节气中第 10 个节气——夏至。国际瑜伽日的庆祝活动在全球范围内展开，包括各种瑜伽练习、文化交流和公益活动等。

同一时期，健身瑜伽项目在校园中如雨后春笋般涌现，成为学生健康生活的新趋势，校园瑜伽成为我国健身瑜伽运动发展不可忽视的一部分，也成为校园最受欢迎的体育课程之一。多所体育院校（系）相继开设了健身瑜伽专业（专修）课程。云南民族大学、西安体育学院、沈阳体育学院等院校，开始招收瑜伽专业的硕士研究生。

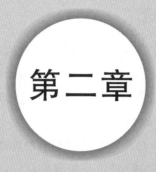

第二章

健身瑜伽：哈他瑜伽

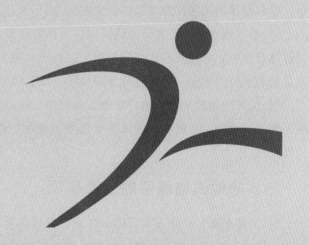

第一节　哈他瑜伽的概念与特点

一、哈他瑜伽的概念

在印度古代典籍中，哈他（hatha）的"哈（ha）"代表"太阳""右脉""热原则"或"右鼻腔"；"tha"翻译为"他"或"达"，本书采用第一种翻译，"他"代表"月亮""左脉""冷原则"或"左鼻腔"。哈他瑜伽这个特有的名称是意指太阳的"哈"与意指月亮的"他"的综合体，表示对立的统一，哈他也就意味着一种力量，或者坚决的努力，"瑜伽"翻译成"轭"或者"联结在一起"，在此，可以理解哈他瑜伽是控制或平衡"哈"与"他"，是"通过控制生命气或者呼吸的瑜伽"，是控制生命气（prana vayu，生命能量）有关的一种瑜伽，它能够通过控制呼吸来达到控制生命气的目的，通俗理解就是采用多种力量、训练和努力将相反的力量统一在一起，并把身体与心灵结合在一起。

二、哈他瑜伽的特点

（1）哈他瑜伽的所有姿势都要配合呼吸来完成。只有通过呼吸才能充分感受到身体的拉伸、挤压、扭转的过程，配合呼吸来完成瑜伽的每个动作，可以清理肺部及加速消除体内的毒素，同时能让你的内心更加平和安静。

（2）哈他瑜伽练习注重身体的自然感觉。在所有姿势中身体的紧张与松弛贯穿始终，通过呼吸使自己的身体紧张有度，但不会过度僵硬，慢慢地让心沉浸在自己所做的动作中的时候，会感觉到肌肉和韧带在伸展，一点点地被拉长，感觉肌肉在放松，提高身体的柔韧性及对肢体的支配能力。

（3）哈他瑜伽是一项安全的健身项目。练习时要求动作缓慢、步骤分明，每一个动作都要放松和有控制的，伸展再配上正确的呼吸和冥想进行的练习，任何姿势做到自己能承受的范围，不超过自身的极限，没有强迫性从而减少或不会损伤到身体。

（4）练习哈他瑜伽要遵循严格的饮食习惯。练习前两个小时尽量不要进食，或者吃一些流质食物。尽量吃一些清淡有营养的食物，避免吃酸辣、刺激性食物，提倡悦性食品。

三、哈他瑜伽练习的注意事项

（1）身体状态。在练习哈他瑜伽之前，要确保身体没有严重的疾病或受伤，以免加重病情或造成更严重的伤害。如果有慢性疾病或特殊情况，最好事先咨询医生或听取瑜伽教练的建议。

（2）呼吸控制。哈他瑜伽注重呼吸与动作的结合，因此要注意呼吸的深度、平稳和有节奏。正确的呼吸可以帮助平衡身心，增强体能，提高专注力。

（3）姿势正确性。在练习哈他瑜伽时，要注意姿势的正确性和稳定性。不要勉强自己完成过于困难的动作，要根据自己的身体状况选择适合自己的练习动作，逐渐提高练习难度。

（4）环境选择。选择一个安静、通风良好的空间进行练习，避免在过于拥挤或嘈杂的环境中练习，以免影响练习效果。

（5）持之以恒。哈他瑜伽是一项需要持之以恒的运动，建议每天坚持练习，或者至少每周定期练习，才能获得更好的效果。

第二节　哈他瑜伽基础体式

一、站姿

（一）山式站姿

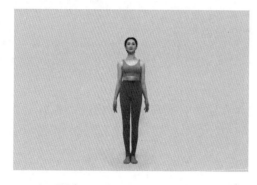 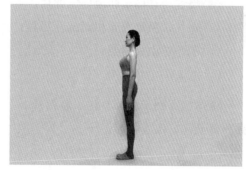

1. 做法

（1）自然站姿。

（2）双脚并拢，手臂贴靠身体两侧，指尖向下伸展，手指并拢朝下。

（3）尽量将双腿向内侧夹紧，膝关节自然伸直，髋骨上提，腹部微收，胸腔上提扩展，双肩下沉，脊柱向上伸展，目视前方。

（4）吸气，感受脊柱不断地向上延伸。

（5）呼气，放松双肩、手臂。

（6）将身体的重量均匀地分散在双脚上。

2. 功效

该体式可以帮助身体各部位调整归位，强健臀部、腿部等肌肉，有助于矫正含胸驼背、改善不良体态。

3. 禁忌

患有帕金森综合征或椎间盘突出症等疾病的练习者，需在教师指导下练习。

4. 知识拓展

退阶动作：靠墙站立，单手或双手扶墙，或双脚分开练习，以保持平衡。

进阶动作：双腿中间可夹上瑜伽砖，练习时使大腿内侧增加发力。

辅助练习：可将背部贴向墙壁，让脚跟、臀部、背部、后脑勺贴在墙面，寻找脊柱伸展、拉长的感觉。

(二)礼敬式

1. 做法

(1)山式站姿。

(2)双手在胸前合掌，小臂与地面水平，肘关节自然外开，双脚并拢，骨盆保持中正，目视前方，保持面部肌肉放松。

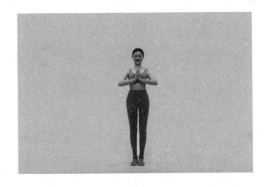

(3)吸气，脊柱不断地向上伸展。

(4)呼气，手掌心互相对抗，尽量让小臂与地面平行。

(5)还原至山式站姿。

2. 功效

该体式有助于保持专注、放松身心，培养专注力，提高心理稳定性；有助于增强腿部肌肉、改善体态。

3. 禁忌

患有帕金森综合征或椎间盘突出症等疾病的练习者，需在教师指导下练习。

4. 知识扩展

退阶动作：双脚分开练习，提高平衡能力。

进阶动作：双腿中间可夹上瑜伽砖，练习时使大腿内侧增加发力。

辅助练习：可将背部贴向墙壁，让脚跟、臀部、背部、后脑勺贴在墙面上，寻找脊柱伸展、拉长的感觉。

二、坐(卧)姿

(一)山式坐姿

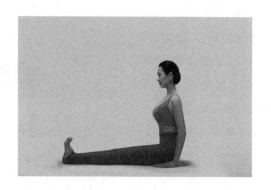

1. 做法

(1)双腿向前伸直，自然坐立。

(2)坐骨坐实垫面，身体重量均衡地分配在臀部，保持骨盆中正。

(3)双腿并拢，脚尖回勾，脚趾朝向天花板，双腿肌肉收紧，髌骨上提。

(4)双手分别放于髋部两侧，指尖向前，适当推向垫面，保持脊柱的伸展，目视前方。

2. 功效

该体式可以拉伸腘绳肌及背部肌肉，加强背部和腿部的力量，调节身体姿势。

3. 禁忌

近期接受过背部手术或有严重颈部疾病的人群谨慎练习。

4. 知识拓展

退阶动作：可以微屈膝，放松腘绳肌，保持背部伸展，降低练习难度。

进阶动作：手臂举过头顶，掌心相对或双手中间夹一块瑜伽砖进行练习；双手十指交叉翻转掌心朝上推，促进肩背伸展。

辅助练习：后背靠墙，辅助身体向上直立，在臀部、双手下方均可以视情况垫瑜伽砖练习。

(二)金刚坐

1. 做法

(1)双膝并拢跪坐。

(2)臀部坐于足跟上，双手掌心向下放于大腿面上，背部保持挺直，双肩下沉，下颌微收，目视前方。

（3）吸气，延展脊柱，胸腔上提。

（4）呼气，肩膀放松下沉。

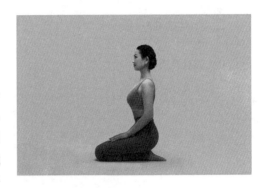

2. 功效

该体式能够减缓下半身的血液循环，增加上半身的血液循环，特别是胸腔、腹腔及脑部的血液循环；可增强消化系统功能，对于胃酸过多、胃溃疡等胃部疾病有非常好的保健效果；对于疝气有一定的预防作用；有助于按摩生殖器官；对骨盆肌肉有放松的作用，可作为孕妇产前的瑜伽体式动作。

3. 禁忌

膝关节受伤处于急症期的人，不宜练习此体式。

4. 知识拓展

退阶动作：双膝、双脚可略微分开，以减轻膝关节的压力。

进阶动作：可将手臂举过头顶，手掌心相对，在背后十指交叉练习。

辅助练习：可双膝分开，臀部下垫毛毯或瑜伽砖；可卷一个毛巾垫在脚踝下方，以减轻脚踝压力；可将毛巾垫在膝盖窝处，根据情况调整毛巾厚度，以减轻膝盖压力。

（三）仰卧式

1. 做法

（1）自然仰卧。

（2）双脚分开与肩同宽，脚尖自然向外。

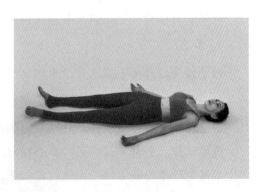

（3）双肩下沉落地，双臂自然落于身体两侧，伸直稍打开，手掌心向上。

（4）颈部、头部顺着脊柱自然向上伸展，身体躺成一条直线。

（5）双眼保持闭合或微闭状态，颈部贴近地面，放松全身，保持自然呼吸。

2. 功效

该体式有助于改善神经紧张、偏头痛、失眠及慢性疲劳综合征；有利于放松身心，恢复身体能量，使人产生平和、宁静的感受。

3. 禁忌

腰背部有伤的患者谨慎练习。

4. 知识拓展

退阶动作：可将抱枕横放在双膝下方，有利于放松腰腹部。

进阶动作：双臂举过头顶；做仰卧束角式。

辅助练习：孕期或练习时感觉焦虑不安的练习者，可以用一个抱枕抬高头部和胸部；如果感觉背部不适，可以将小腿放在椅子上，大腿垂直于垫面。

(四)婴儿式

1. 做法

(1)金刚坐姿。

(2)呼气，身体前屈向下，头部落垫，双手放于身体两侧，掌心朝上，身体放松，保持自然呼吸。

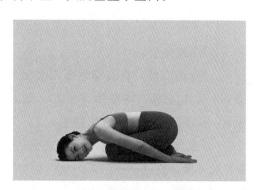

(3)腹部尽量贴近大腿面，臀部坐于足跟，脊柱延伸。

(4)还原至金刚坐姿。

2. 功效

该体式可以很好地伸展背部肌肉，有利于放松腰背部，缓解脊柱的紧张状态；当额头向下点地时，可以与地面形成反作用力，改善颈椎曲度过直，改善颈椎的压力。

3. 禁忌

孕妇、高血压患者应避免练习该体式；膝关节及颈部不适者，应在专业人士指导下练习。

4. 知识拓展

退阶动作：双脚、双膝分开练习。

进阶动作：双臂在背后互抱手肘；双臂举过头顶，沿垫面向前伸展。

辅助练习：在脚背或膝盖下方垫上毛毯，也可以将瑜伽抱枕放在躯干下方，使躯干有支撑。

第三节　哈他瑜伽初级体式

一、坐姿类

(一)简易坐

1. 做法

(1)山式坐姿。

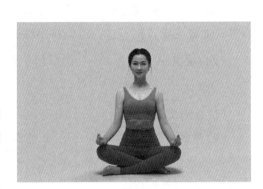

(2)弯曲右膝,将右脚置于左大腿或膝下,弯曲左膝,将左脚置于右大腿或膝下,双手呈智慧手印置于膝上。

(3)吸气,延展脊柱,目视正前方,保持髋外展,脊柱中正。

(4)呼气,肩部后展下沉,保持自然呼吸。

(5)还原至山式坐姿。

2. 功效

该体式能够增强髋、膝、踝的灵活性,补养和强化神经系统;有助于减轻风湿和关节炎的症状;有助于增加腹部器官的血流量,增强背部力量,使思绪平静。

3. 禁忌

髋关节、膝关节或踝关节近期接受过手术的人员,有严重的髋、膝、踝关节损伤或问题的人不宜练习。

4. 知识拓展

退阶动作:双脚和臀部之间增加间距。

进阶动作:将双手伸展至头上方,双手交叉,翻手心向上,配合呼吸,左右脊柱侧弯练习。

辅助练习:无法坐直者可在臀部下方垫瑜伽砖或瑜伽毯帮助腰背自然挺直。

(二)平常坐

1. 做法

(1)山式坐姿。

(2)吸气,屈右膝,将右足跟抵靠在会阴处,屈左膝,将左脚放在右脚前方,左足跟贴近右脚背,目视前方。

（3）双脚足跟与会阴、肚脐、鼻尖成一条直线，保持脊柱延展、骨盆中正。

（4）还原至山式坐姿。

2. 功效

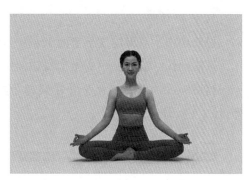

该体式可加强髋、膝、踝关节的灵活性，是常用放松坐姿之一；可稳定骨盆，端正身体的坐姿和姿势；有助于伸展髋部和大腿的肌肉，减轻久坐带来的僵硬感；有助于刺激坐骨神经，促进身体的血液循环和能量流动。

3. 禁忌

膝关节疼痛或受伤者不宜练习；腰椎有问题人群谨慎练习该体式。

4. 知识拓展

退阶动作：双脚之间分开一些。

进阶动作：增加身体伸展动作，如前后伸展、侧弯等。

辅助练习：无法坐直者可在臀部下方用瑜伽砖或瑜伽毯辅助，帮助腰背自然挺直。

（三）至善坐

1. 做法

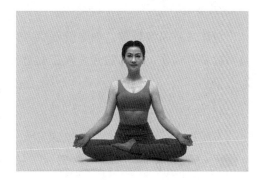

（1）山式坐姿。

（2）吸气，屈右膝，右足跟抵于会阴，屈左膝，左足跟触碰到耻骨，右足在左足之下，双足上下重叠，双膝触地；保持脊柱自然伸展，沉肩垂肘，双手手背放在双膝上，双手成智慧手印。

（3）双眼微闭，下颌微收，保持自然呼吸。

（4）还原至山式坐姿。

2. 功效

该体式能够提升耻骨区域的健康水平，加快腹部和腰部的血液循环，增强脊柱下部和腹部器官的力量；帮助消除两膝和两踝的僵硬、强直，提升生命之气，并且有控制性欲的效果。

3. 禁忌

患有坐骨神经痛、骶骨感染及膝关节受伤的人群不宜练习。

4. 知识拓展

退阶动作：双脚均放于垫面上。

进阶动作：双臂上举或增加身体伸展动作。

辅助练习：无法坐直者可在臀部下方用瑜伽砖或瑜伽毯辅助，帮助腰背自然挺直。

二、前屈类

(一)直角式

1. 做法

(1)山式站姿。

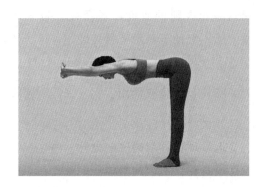

(2)吸气，两手体前十指交握并上举过头，上臂贴耳侧。

(3)呼气，髋屈曲，躯干、手臂与地面平行，目视下方。

(4)脊柱延展，双膝不可超伸。

(5)还原至山式站姿。

2. 功效

该体式可强健脚踝，加强腿部肌肉，使双腿变得更为匀称，使髋关节得到锻炼；可消除手臂僵硬、背部紧张，纠正驼背、脊柱侧弯，使脊柱得到伸展，增强身体核心力量。

3. 禁忌

有腰椎、颈椎疼痛者应谨慎练习。

4. 知识拓展

退阶动作：双臂护抱对侧肘关节或屈肘完成。

进阶动作：双手掌心向下或掌心相对。

辅助练习：辅助者站在练习者一侧，一手托于练习者双臂下方，另一手放于练习者肩胛骨中间，辅助练习者背部、肩部伸展。

(二)增延脊柱伸展式

1. 做法

(1)山式站姿。

(2)吸气，两臂经两侧上举，上臂靠近双耳，掌心向前。

(3)呼气，延伸脊柱，髋屈曲，双手抓住小腿下端，保持躯干伸展；目视下方。

（4）还原至山式站姿。

2. 功效

该体式可增强腹部器官功能，促进消化；可使双腿和腰背部肌肉得到伸展，增加双腿柔韧性；可滋养脊柱神经，稳定情绪，使内心安宁。

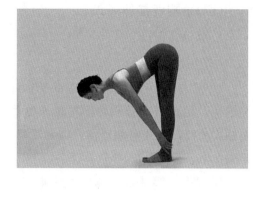

3. 禁忌

患有椎间盘突出症者不宜练习此式。

4. 知识拓展

退阶动作：双手扶在大腿面或双臂自然向下伸展。

进阶动作：增加前屈幅度或前脚掌踩在瑜伽砖上。

辅助练习：辅助者站在练习者一侧，一手扶于练习者肩部，另一手放于练习者后背部，帮助练习者延伸脊柱。

（三）锁腿式

1. 做法

（1）仰卧。

（2）吸气，屈右膝，双手十指相交于右小腿胫骨中部，两肘内收，右大腿紧贴腹部，左腿贴于垫面，两脚背绷直。

（3）呼气，头部、上背部抬起，下颌触右膝。

（4）还原至仰卧。

2. 功效

该体式可改善消化系统功能，缓解便秘，提高内脏器官功能，减少腹部脂肪，释放腹中胀气。

3. 禁忌

腰椎间盘疾病者不宜练习此体式；尾骶骨受过伤者谨慎练习；心脏不适者，切勿闭气习练。

4. 知识拓展

退阶动作：增加膝与下颌间距离或弯曲贴于垫面腿的膝关节。

进阶动作：将鼻尖碰触膝部。

辅助练习：可在后背处放瑜伽毯以做辅助。

(四)单腿背部伸展式

1. 做法

(1)山式坐姿。

(2)屈左膝，膝外展，脚掌抵于右大腿内侧，足跟抵近会阴处，左腿外侧尽量贴实垫面，右腿向前延伸，脚尖回勾，足尖向上，骨盆中正。

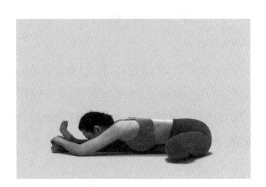

(3)吸气，双手经两侧向上延伸高举过头顶至掌心向前。

(4)呼气，髋屈曲，上体自然伸展向前，腹、胸、额依次贴近右腿面，手抓脚掌或另一侧手腕。

(5)还原至山式坐姿。

2. 功效

该体式可以强健背部、拉伸腿部后侧和背部肌群，提高髋关节灵活度；可增强内脏器官的消化等功能，促进脊柱血液循环。

3. 禁忌

腰椎间盘突出或坐骨神经痛患者不宜练习此体式。

4. 知识拓展

退阶动作：双臂自然向前伸展；双臂屈肘撑于垫面。

进阶动作：抓握小臂或弯曲腿呈半莲花姿势加强练习。

辅助练习：膝下垫毛毯或瑜伽砖；借助伸展带等。

三、后展类

(一)展臂式

1. 做法

(1)山式站姿。

(2)吸气，双臂从身体两侧向上伸展至头顶，掌心向前，胸骨上提，打开胸腔。

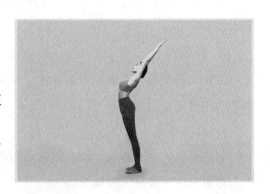

(3)呼气，以手臂带动躯干向后上方伸展，目视上方。

(4)还原至山式站姿。

2. 功效

该体式可让脊椎得到充分的伸展，改善过度紧绷的脊椎所带来的疼痛，可增加脊椎柔软度，有效伸展肩颈到手臂，帮助肌肉恢复弹性；可活化僵硬的肩关节，伸展身体前侧肌群。

3. 禁忌

对于脊柱僵硬者、颈椎和腰椎疼痛者，注意练习动作幅度；颈椎受伤者应避免头部过度后仰。

4. 知识拓展

退阶动作：减小后弯弧度；或屈肘，双手互抱对侧肘关节完成。

进阶动作：保持脊柱延伸，加深后弯幅度，或双手合掌完成。

辅助练习：可借助墙绳等辅助工具，加大后弯空间。

(二)人面狮身式

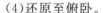

1. 做法

(1)俯卧。

(2)吸气，双手放在头部两侧，指尖与头顶在一条直线上，肘内收，压实地面，双腿并拢向后伸展，脚背贴实垫面。

(3)呼气，保持脊柱延伸，头和胸腔抬起，大臂与地面垂直，肘关节呈 90°，目视前方。

(4)还原至俯卧。

2. 功效

该体式可恢复脊柱活力，缓解背部不适，加速骨盆区域的血液循环；有助于释放颈部和面部的紧张，缓解焦虑和压力，促进身心放松。

3. 禁忌

有呼吸系统疾病或呼吸困难人群及孕妇不宜练习此体式；颈椎病、颈部肌肉拉伤患者，谨慎练习，避免过度拉伸颈部。

4. 知识拓展

退阶动作：手肘角度小于90°，降低腰椎胸椎压力。

进阶动作：加深后弯幅度，使胸腔抬离垫面。

辅助练习：可在大臂后方用瑜伽伸展带固定手肘，增加大臂贴躯干的空间，从而增强手臂、肩膀和核心肌肉力量。

(三)新月式

1. 做法

(1)金刚坐姿。

(2)吸气,跪立,右腿向前迈一大步,双手置于右脚两侧,左腿的膝和脚背着地,髋部前移下沉。

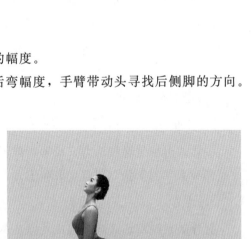

(3)呼气,双臂经身体两侧向上抬起至头顶合掌,骨盆中正下沉,胸腔上提、后展,头部不要过度后仰,右腿膝关节与脚尖指向正前方,目视前上方。

(4)还原至金刚坐姿。

2. 功效

该体式可以伸展大腿前后侧肌肉,增强髋部力量,塑造腿部线条,促进骨盆区域血液循环,缓解坐骨神经痛;拉伸躯干前侧,伸展肩、背部,释放脊柱堆积的压力,释放累积的紧张情绪。

3. 禁忌

膝关节、腰椎不适者谨慎练习。

4. 知识拓展

退阶动作:减小髋部下沉、脊柱后展的幅度。

进阶动作:加深髋部下沉幅度,加深后弯幅度,手臂带动头寻找后侧脚的方向。

辅助练习:膝下方垫瑜伽毯练习。

(四)眼镜蛇式

1. 做法

(1)俯卧。

(2)吸气,双腿并拢且向后伸直,绷脚,脚背压地;双手放于胸腔两侧,指尖朝前,颈部延展。

(3)呼气,手肘内夹,双手推地,肩膀后旋下沉,肩胛向中间收,脊柱向上延展,胸腔展开,腹部内收,延展脊柱,目视前上方。

(4)耻骨、大腿面贴地,手肘避免超伸。

(5)还原至俯卧。

2. 功效

该体式可强化上肢及背部肌群，缓解背痛、腰痛和比较轻微的脊柱损伤；可舒缓、消除背部与颈部区域的僵硬和紧张；可拉伸腹直肌，按摩腹内脏，促进消化，灵活脊柱。

3. 禁忌

腕关节有伤者不宜练习该体式；腰背部不适者需谨慎练习。

4. 知识拓展

退阶动作：减小后弯幅度，适当弯曲肘关节。

进阶动作：加深后弯幅度，打开胸椎段继续向后延展。

辅助练习：手推瑜伽砖，转肩向后，激活背部力量，脚趾下压，力量分布在双腿，展开髋部；瑜伽砖竖放，手推瑜伽砖，手肘向内夹、向后拉，双肩内收，激活背部力量。

（五）上犬式

1. 做法

（1）俯卧。

（2）吸气，双脚分开，与髋同宽，屈双肘，双手指尖向前置于胸两侧。

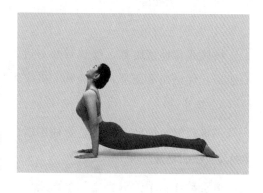

（3）呼气，胸腔上提，伸直手臂并垂直于地面，收紧双腿肌肉，膝盖与骨盆离开地面脚背下压贴地，目视前上方。

（4）身体除双手、脚背以外部位均离开地面，胸腔上提充分后展，颈部延展，头部不可过度后仰。

（5）还原至俯卧。

2. 功效

该体式可加强腿部、躯干、肩部、手臂力量；可扩张胸部，舒展肩背，拉伸腹部，缓解压力；有助于改善姿势，减轻胸部紧张，提高呼吸效率。

3. 禁忌

手腕不适者，谨慎练习；背部、脊柱有伤病者，应避免过度向后伸展背部。

4. 知识拓展

退阶动作：大臂微屈，降低上身躯干抬起幅度或勾脚，脚掌着地完成。

进阶动作：加深大腿面抬离地面的幅度，打开胸椎段继续向后延展。

辅助练习：瑜伽砖放于肋骨两侧，手推瑜伽砖，力量延伸到手臂，垫高身体前侧，为髋关节的伸展提供了空间，释放了下腰背压力；大腿内侧夹瑜伽砖，启动大腿内收肌，大腿内旋，臀部舒展，减轻下腰背压力；椅子靠墙，手臂推直，双腿发力，骨盆前侧靠近椅子边缘，髋部前侧伸展，臀部肌肉微收但不紧绷。

(六)桥式

1. 做法

(1)仰卧。

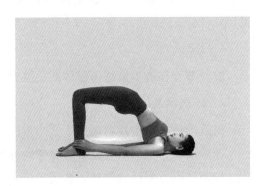

(2)吸气，屈双膝，双脚分开，与髋同宽，足跟抵住臀部；手臂伸直，双手尽量抓握同侧脚踝。

(3)呼气，抬起臀部、背部，上提胸腔并微收下颌。膝关节、脚尖指向正前方，小腿垂直于地面。

(4)还原至仰卧。

2. 功效

该体式可伸展腹部，缓解背部不适，有效加强脊柱周围的肌肉；有助于增强核心肌群，促进血液循环，增加氧气供应到身体各部位，有助于提高身体活力。

3. 禁忌

颈椎病变、椎间盘突出、脊柱不适、高血压患者谨慎练习。

4. 知识拓展

退阶动作：增大双脚之间距离或屈肘，掌根推侧腰。

进阶动作：单腿上举与地面垂直或勾脚，搭放在另一侧膝盖上方。

辅助练习：伸展带套双腿上，保持双腿与骨盆同宽，防止膝盖外开；双腿夹瑜伽砖，启动腿内侧肌肉。

四、侧弯类

(一)单臂风吹树式

1. 做法

(1)山式站姿。

(2)吸气，左臂经体侧向上伸展，掌心向内。

(3)呼气，身体向右侧弯，转头，目视上方，保持自然呼吸。

(4)还原至山式站姿。（再进行对侧练习）

2. 功效

该体式可灵活脊柱，拉伸侧腰，消除侧腰多余脂肪，塑造腰部、手臂完美曲线；还能增强肝、肾功能，改善头部的血液循环，改善肤色，提升气质，矫正体态不良。

3. 禁忌

腰椎间盘突出、腰部有疾病、低血压、高血压、心脏病患者及颈部不适者谨慎练习此体式。

4. 知识拓展

退阶动作：减小侧弯幅度及弧度，缓解侧腰压力。

进阶动作：加深侧弯幅度。

辅助练习：背部靠墙练习，避免身体扭转；用墙绳拉住一侧弯曲，加大侧弯空间。

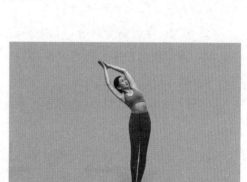

(二)风吹树式

1. 做法

(1)山式站姿。

(2)吸气，双脚分开与肩同宽，双手在体前十指相扣，翻转掌心向外；双臂上举，掌心朝向天花板，目视正前方。

(3)呼气，延展脊柱，身体向右侧倾斜，双肩及两侧髋关节保持伸展，目视左上方或平视正前方，保持自然呼吸。

(4)还原至山式站姿。(再进行对侧练习)

2. 功效

该体式可拉伸腹内斜肌、拉伸躯干和脊柱两侧，按摩腹内脏器；减少腰部脂肪，塑造腰部、手臂完美曲线，改善头部的血液循环与肤色，提升气质，矫正体态。

3. 禁忌

腰椎间盘突出、腰部有疾病、低血压、高血压、心脏病患者，颈部不适者谨慎练习此体式。

4. 知识拓展

退阶动作：减小侧弯幅度及弧度，缓解侧腰压力。

进阶动作：加深侧弯幅度，让侧表线上肌肉拉伸感更强。

辅助练习：背部靠墙练习，避免身体扭转；辅助者可辅助拉一侧手臂向上延伸，加大侧弯空间和腋窝侧表线肌肉的伸展度。

(三)三角伸展式

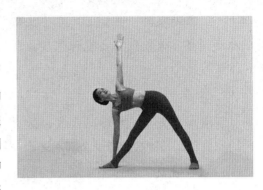

1. 做法

(1)山式站姿。

(2)双脚分开约 2 倍肩宽，保持双脚平行，脚趾向前，上提双腿髌骨，大腿向后推；提起躯干和胸腔，手臂向两侧打开，与肩同高，保持肩部下沉，肩胛骨内收，手肘伸直，掌心向下，颈部延伸，目视前方。

(3)吸气，右脚向右转 90°，左脚略向内，调整大腿中线、膝关节中线和脚踝中线在一条直线，保持自然呼吸。

(4)呼气，弯曲躯干向右，右手平行放于右脚外侧，伸展左手臂向上与左肩在同一直线，转头看向左手大拇指，头部后侧与脊柱保持在一条直线上，两肩胛骨保持在一条直线上。

(5)还原至山式站姿。(再进行对侧练习)

2. 功效

该体式可拉伸腿部肌群、腹股沟、腘绳肌和小腿肌群；拉伸肩部、胸部和脊柱；加强双腿、膝关节、踝关节和腹部(腹斜肌)的力量；刺激腹内脏器，促进消化和缓解便秘；减轻胃酸过多及胀气症状；缓解压力、缓和背部疼痛。

3. 禁忌

极度疲劳、低血压、高血压及心脏病患者或颈部疾病者，谨慎练习此体式。

4. 知识拓展

退阶动作：手放不到脚的位置可从膝盖小腿逐步加强。

进阶动作：身体在一个平面上做伸展。

辅助练习：靠墙练习，伸展髋部，展开背部；手扶瑜伽砖，打开侧腰与髋部的空间。

(四)侧角伸展式

1. 做法

(1)山式站姿。

（2）双脚分开约 2 倍半肩宽，保持双脚平行，躯干中正、胸腔打开。

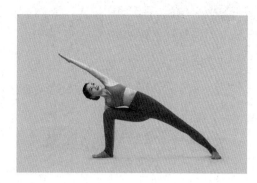

（3）吸气，双臂向两侧打开与肩同高，手肘伸直，掌心朝下，右脚向右转90°，左脚略向内。

（4）呼气，屈右膝至 90°，右膝关节对准第二脚趾方向且在踝关节正上方，呈大腿与地面平行、小腿垂直于地面，手臂与躯干保持伸展与中正位置，进入战士二式。

（5）呼气，将右手掌平行置于右脚旁垫面上，使右侧腋窝贴靠右侧膝关节的外侧，保持胸腔朝前。左臂沿左耳方向伸展手臂，左臂与左耳平行，转头，视线经过左侧腋窝向上看，左脚踝到左手指保持伸展。

（6）还原至山式站姿。（再进行对侧练习）

2. 功效

该体式可加强腿部、膝关节和踝关节的力量，伸展肩背、脊柱；可减轻坐骨神经和关节炎引起的疼痛；可刺激腹部器官，增加肠胃蠕动，促进排泄，有效改善消化系统，减少腰臀部的脂肪。

3. 禁忌

膝关节不适者需谨慎练习；颈椎不适者，练习时眼睛需看地面。

4. 知识拓展

退阶动作：手扶瑜伽砖放在前侧脚内侧或外侧；同侧手叉腰。

进阶动作：双手同时向双耳旁侧伸展。

辅助练习：背靠墙，手推瑜伽砖，延展躯干，身体在一个平面，背部展开，髋部伸展；在平面做伸展，后方脚贴墙，脚外缘压实，激活腿部力量，避免重心放置于前腿。

（五）直角转动式

1. 做法

（1）山式站姿。

（2）吸气，双脚分开，略比肩宽，双手体前十指交叉、翻掌向外，两臂举至头顶上方。

（3）呼气，髋屈曲，躯干平行于地

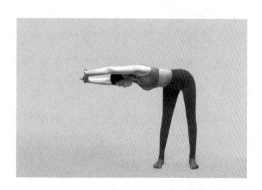

面，向左、右水平摆动至极限，目视下方。

(4)还原至山式站姿。

2. 功效

该体式可以增强髋、肩关节的灵活性，拉伸腰、背，强化核心力量。

3. 禁忌

腰椎疼痛者需谨慎练习此体式。

4. 知识拓展

退阶动作：双脚之间距离放宽或微屈膝练习，缓解髋和腰椎压力。

进阶动作：加深前屈幅度。

辅助练习：手扶墙或放于墙绳之上，让髋部更容易呈直角状态。

五、扭转类

(一)站立腰躯扭转式

1. 做法

(1)山式站姿。

(2)两腿分开，略比肩宽。

(3)吸气，两臂侧平举，掌心向下。

(4)呼气，身体向右后方转动，右手背于腰后，左手扶住右肩；目视后方。

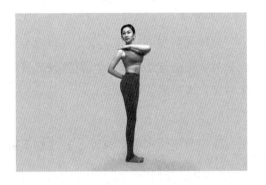

(5)还原至山式站姿。(再进行对侧练习)

2. 功效

该体式可加强肩、腰、背部肌肉的灵活性，刺激脊柱神经，缓解腰背疼痛；可按摩腹部器官，帮助消化；可消除腰部和髋关节的僵硬，防止和矫正各种姿势、体态的不正。

3. 禁忌

椎间盘突出及脊柱严重侧弯者需谨慎练习。

4. 知识拓展

退阶动作：保持骨盆中正，减小扭转幅度。

进阶动作：保持骨盆中正，增加扭转幅度或并脚练习。

辅助练习：稳定身体，可以坐在椅子上，保持髋部中正，加深扭转。

(二)半三角扭转式

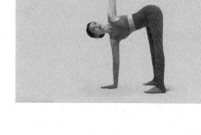

1. 做法

(1)山式站姿。

(2)两脚分开，约两肩半宽。

(3)吸气，两手侧平举。

(4)呼气，髋屈曲，右手置于胸部正下方撑地，并垂直于地面，指尖向前，延展脊柱，左臂带动脊柱向右上方扭转；目视左手指尖方向。

(5)还原至山式站姿。（再进行对侧练习）

2. 功效

该体式能灵活脊柱，拉伸腰部和腿部后侧肌群。

3. 禁忌

膝关节、肩关节、脊柱有疾患者谨慎练习；孕妇或产妇应避免过度扭转脊椎和腹部；有胃溃疡或十二指肠溃疡等消化系统疾病的人应避免过度扭转腹部。

4. 知识拓展

退阶动作：下方手指尖触地，上方手扶髋关节，扭转胸腔向上。

进阶动作：保持髋部中正，下方手手掌推地，上方手向后伸展并与下方手成一直线，扭转幅度大一些。

辅助练习：下方手下垫瑜伽砖，稳定身体，加大扭转空间。

(三)扭脊式

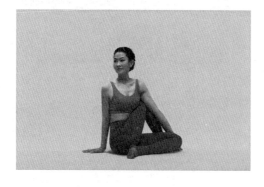 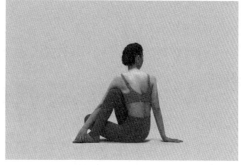

1. 做法

(1)山式坐姿。

(2)屈右膝，右脚置于左膝外侧，脚尖向前与左膝成一条直线，脚掌踩实地面，屈左膝，左脚置于右臀外侧。

（3）吸气，左手臂经外侧向上延伸，掌心向内。

（4）呼气，身体向右侧扭转，左腋窝抵住右膝外侧，伸直手臂，左手抓住右脚掌或右脚踝，右手掌置于臀部正后方，掌心贴地，指尖向后，下颌、双肩在同一平面；

（5）背部伸展，脊柱垂直于地面，保持骨盆稳定，臀部压实地面，向右转头，目视后方。

（6）吸气，扭转脊柱至正前方，双手顺势还原至体侧。

（7）呼气，左腿向前伸直，右腿并左腿。

（8）还原至山式坐姿。（再进行对侧练习）

2．功效

该体式可锻炼腰部、肩膀和背部肌肉群，使背部肌肉群更富有弹性，预防背痛和腰部风湿病的发生；可使两肾得到按摩，腹部内脏也受到挤揉，促进肠脏的自然蠕动，有助于防止便秘；有助于消除肌肉性风湿病。

3．禁忌

腰椎有比较严重的疾痛患者慎做；女性生理期避免练习深度扭转。

4．知识扩展

退阶动作：左肘关节抵在右膝盖外侧做扭转，左手扶左膝，右手掌置于臀部正后方，掌心贴地，指尖向后，缓解扭转压力。

进阶动作：左手从右大腿和小腿中间向后伸展与右手相扣做加强扭脊式，加深扭转幅度。

辅助练习：左臀部下垫抱枕，加深扭转。

（四）仰卧扭脊式

1．做法

（1）仰卧。

（2）两臂侧平展，掌心向下置于瑜伽垫面。

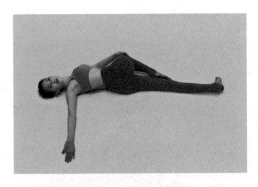

（3）吸气，屈右膝，右脚置于左大腿上，脚尖与左膝对齐，左手置于右膝上。

（4）呼气，右膝带动脊柱转向左侧扭转屈膝贴地，双肩尽量下沉贴于瑜伽垫上，头部转向右侧，目视右手中指方向。

（5）还原至仰卧。（再进行对侧练习）

2．功效

该体式可以提高脊柱的灵活性，按摩腹部，促进血液循环，放松背部肌群。

3．禁忌

患有脊椎弯曲或脊椎受伤者谨慎练习，或练习此姿势前咨询医生。

4．知识拓展

退阶动作：伸直手臂，屈单膝做仰卧扭脊式。

进阶动作：单膝靠近腹部扭转，加深强度；双膝靠近腹部向侧扭转做仰卧扭脊二式。

辅助练习：左膝盖下面垫抱枕。

（五）仰卧扭脊二式

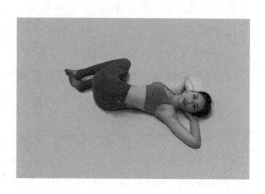

1．做法

（1）仰卧。

（2）十指交握，枕于头下。

（3）吸气，屈双膝，大腿贴近腹部，双腿并拢。

（4）呼气，腰部扭转使双腿倒向右侧贴地，同时头部转向左侧，双肩稳定紧贴地面，目视左方。

（5）还原至仰卧。（再进行对侧练习）

2．功效

该体式对背部和肩膀有很好的按摩作用，能增强血液循环和补养腹部脏器。

3．禁忌

患有脊椎弯曲或者脊椎受伤者谨慎练习。

4．知识拓展

退阶动作：伸直手臂，屈右膝向左侧扭转做仰卧扭脊式。

进阶动作：让双膝靠近腹部更多，再向侧做扭转，加深扭转幅度。

辅助练习：双膝下面垫抱枕。

六、平衡式

(一)摩天式

1. 做法

(1)山式站姿。

(2)呼气，双脚打开与髋同宽，手指在体前交扣，翻转掌心和手腕远离身体，大拇指指向地板，在体前伸直手肘。

(3)吸气，双臂向天花板方向伸展，与双耳平行，手掌心充分张开，掌心朝向天花板。

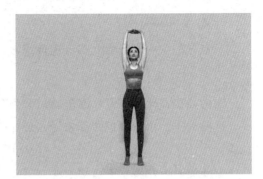

(4)吸气，身体重心稍前移，提踵向上，双膝、双踝、足跟并拢，目视正前方。

(5)静态体式保持或上下提踵重复练习。

(6)呼气，松开双手，经体侧回落，足跟落下。

(7)还原至山式站姿。

2. 功效

该体式可增强自信，有助于治疗抑郁症；可伸展肩背、手臂；可提高下肢稳定性及身体平衡能力；对腹直肌群和肠脏有益，有助于治愈便秘；有助于促进脊骨的健康发育成长。

3. 禁忌

踝关节有伤病者，需在专业人士指导下练习。

4. 知识拓展

退阶动作：不起踵或单臂扶墙练习。

进阶动作：并足练习。

辅助练习：可以靠墙练习。

(二)半舰式

1. 做法

(1)山式坐姿。

(2)吸气，屈双膝，大腿贴近腹部，以坐骨为支撑点。

(3)呼气，收腹，抬起双脚，小腿平行于地面；双手向前伸直，掌心相对，

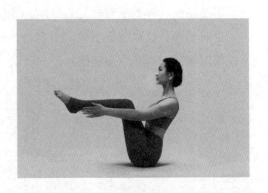

且与小腿平齐，脚背伸展，目视前方。

（4）还原至山式坐姿。

2. 功效

该体式可增强腹部、双腿和背部肌肉力量，有助于提高身体平衡能力；也可强壮神经系统、脾脏、肝脏和胆囊。

3. 禁忌

孕妇和女性生理期应避免练习此体式；腰椎有伤者，需在专业人士指导下练习。

4. 知识拓展

退阶动作：双手、单手撑地或抬起一条腿练习。

进阶动作：双腿伸直，双手掌心相对指向脚的方向练习。

辅助练习：坐骨下可以垫抱枕或瑜伽毯练习，双脚下或后背处加支撑物。

（三）树式

1. 做法

（1）山式站姿。

（2）弯曲右膝，右手抓住右脚，右膝上提并向右侧打开，将右脚掌放在左大腿内侧上端，同时脚跟与大腿根部相抵，双手放于髋部，上提胸腔。

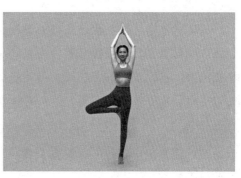

（3）保持站立腿（左腿）直立而稳定，骨盆中正有力，躯干两侧上提，肩胛内收，肩膀放松，目视正前方。

（4）吸气，双臂经身体两侧举过头顶合掌，保持几组自然呼吸。

（5）呼气，双臂回落，右脚并左脚。

（6）还原至山式站姿。（再进行对侧练习）

2. 功效

该体式可强健双腿，减轻两髋的僵硬感；可提升专注力、意志力，改善下肢及踝关节稳定性与身体平衡性；加强核心、小腿和踝关节力量；有助于改善扁平足。

3. 禁忌

高血压、心脏疾病患者，保持双手在胸前合掌，不用将手臂举过头顶；近期接受过手术或有踝关节、膝关节损伤处于发病期的人不宜练习此体式。

4. 知识拓展

退阶动作：右脚脚尖踩在地面上，右脚掌踩在左小腿内侧，双手扶髋。

进阶动作：保持树式向左、向右侧弯，加大体式难度，更好提升平衡感。

辅助练习：可以靠墙练习，逐步提升平衡感。

(四)船式

1. 做法

(1)仰卧。

(2)吸气，双手、双脚和躯干同时上抬，重心放于坐骨，两臂向前伸直平行地面，掌心相对，脊柱延伸，背部展平；目视脚尖方向。

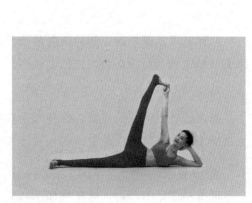

(3)保持几组呼吸，呼气同时慢慢躺下来。

(4)还原至仰卧。

2. 功效

该体式能通肝经，促进腿部的血液循环；能刺激腹部脏腑，疏通与脏腑相关的经络，强健背部，增强腹部肌肉力量，紧实腹部，减少腹部脂肪；有助于提高身体平衡能力，从而改善脏腑功能；可促进肠道蠕动，改善消化功能，帮助消除肠胃中的寄生虫；能够放松肌肉和关节，对神经质或紧张的人特别有益。

3. 禁忌

腰椎间盘突出和颈椎病疾患人群，不宜练习此体式；有背部问题者，在练习此式前应先咨询医生。

4. 知识拓展

退阶动作：屈双膝做或抬起一条腿练习。

进阶动作：胸腔打开，双手双脚同高。

辅助练习：坐骨下可以垫抱枕或瑜伽毯；双手抓住膝盖后侧；双脚下或后背处加支撑物。

(五)手枕式

1. 做法

(1)仰卧。

(2)吸气，身体转向左侧卧，屈左肘，上臂贴地与身体保持一条直线，左手支撑头部。

(3)吸气，屈右膝，展髋，膝关节向上打开，右手三指抓住右脚大脚趾，吸气，将右腿伸直，身体保持在同一平面；目视前方。

（4）左脚外延贴地，勾脚尖，伸直膝关节，与身体保持一条直线；抬腿时，充分外旋髋关节，收外展肌，不可翘臀。

（5）还原至仰卧。

2. 功效

该体式可提高身体的平衡与协调能力；可伸展体侧及大腿内侧，灵活髋、肩关节，强化脊柱；有助于消除背痛和防止疝气，减少腰部的脂肪，对骨盆区域有益。

3. 禁忌

髋关节、肩关节有疾患者不宜练习该体式。

4. 知识拓展

退阶动作：弯曲贴于瑜伽垫上的支撑腿。

进阶动作：右脚靠近身体，加强身体控制力。

辅助练习：可以靠墙练习，手不能抓握脚趾者可借助伸展带。

七、倒置类

（一）下犬式

1. 做法

（1）俯卧。

（2）腹部胸腔贴地，双腿分开约 30厘米，双脚回勾，脚尖向回蹬踩瑜伽垫面。

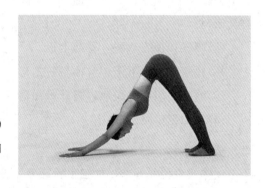

（3）吸气，双手放于胸部两侧，手指伸直指向头部方向，双肘紧紧夹住胸腔两侧。

（4）呼气，从地面推起身体，身体以髋关节为折点向后、向上，呈三角形。

（5）手臂、肘关节伸直，背部伸展，头颈部自然下垂，双腿伸展，脚跟下压。同时保持双脚平行，脚趾铺开朝向前方，尽量完全放在垫面上。

（6）呼气，放低身体，轻柔地回到垫面上。

（7）还原至俯卧。

2. 功效

该体式可拉伸肩部肌群，缓解肩胛区域的僵硬，拉伸手腕、下背部、腘绳肌及跟腱；加强背部、肩胛区域的力量，减轻背部疼痛；延伸颈部，帮助头部及颈部从牵引中获益；缓解紧张和头痛，打开胸腔、加深呼吸，有利于缓解焦虑。

3. 禁忌

腕关节综合征、严重眼部疾病、妊娠晚期者，不宜练习。

4. 知识拓展

退阶动作：屈膝或将足跟抬高练习。

进阶动作：单腿下犬式、单臂下犬式、单腿单臂下犬式（抬起来的手抓对侧脚踝）、海豚式。

辅助练习：如果足跟不稳，可让足跟后侧靠墙；如果手掌容易打滑，可将大拇指和食指靠墙，且手掌微微外转；借助伸展带进行练习。

（二）顶峰式

1. 做法

（1）金刚坐姿。

（2）双手放在地上，身体前倾，进入四足跪撑，双膝、双足并拢，双手置于肩下方，两臂、大腿垂直于地面，再将脚尖回勾。

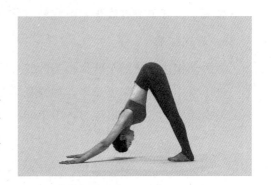

（3）吸气，伸直双膝，臀部上提。

（4）呼气，脚跟下压，身体呈三角形。

（5）呼气，屈双膝跪地，臀部缓慢落在足跟上，双手放于双腿上。

（6）还原至金刚坐姿。

2. 功效

该体式可拉伸背部，增强手臂力量，改善头部血液循环，缓解疲劳，帮助恢复精力；可伸展和加强腘绳肌、小腿后侧肌肉、踝关节和跟腱；有利于消除足跟疼痛和僵硬感；能软化跟骨刺，强壮坐骨神经；可消除肩关节炎。

3. 禁忌

生理期、患高血压、眩晕症和低血糖者，谨慎练习。

4. 知识拓展

退阶动作：微屈双膝，缩短手和脚之间的距离，足跟交替踩踏，以帮助伸展跟腱。

进阶动作：单腿下犬式、单臂下犬式、单腿单臂下犬式（抬起来的手抓对侧脚踝）、海豚式。

辅助练习：如果手掌容易打滑，可将大拇指和食指靠墙，且手掌微微外转；借助伸展带进行练习。

（三）犁式

1. 做法

（1）仰卧。

（2）双腿伸直，双脚并拢，双手置于体侧，掌心向下。

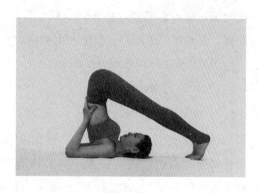

（3）吸气，手臂下压，收缩腹部肌肉，保持双腿并拢、双膝伸直，双腿离开地面向上抬起至躯干上方。

（4）呼气，臀部、背部抬离地面，双腿越过头顶，脚尖回勾点地。

（5）肘关节分开与肩同宽，弯曲、内收的同时支撑地面，把双手放在背部中央推送上背部，使背部保持直立，后背展平并垂直于地面。

（6）双臂回落，膝部弯曲，将脊柱逐节贴着瑜伽垫面还原，上举双腿后顺势回落。

（7）还原至仰卧。

2. 功效

该体式有助于消除肩膀和两肘的僵硬感，消除腰围线、髋部、腿部的脂肪；能滋养面部和头皮，可舒缓大脑和神经的疲劳；改善血液循环；能使脊柱神经受到滋养、增强和恢复活力，从而减轻背痛、腰部痛；可促进身体的新陈代谢。

3. 禁忌

患有缺血症、颈椎关节强直、有腹泻症状，或在经期内不宜练习此体式；患头痛、偏头痛、哮喘、呼吸困难、高血压、身心疲劳或者体重超标者请在专业人士指导下进行练习。

4. 知识拓展

退阶动作：双脚倚靠墙面，双腿下放置抱枕、瑜伽砖等，抬高双脚位置练习。

进阶动作：双腿夹砖练习或单腿上举。

辅助练习：可在臀部下方垫抱枕，降低上提臀部的难度；肩颈下方垫毛毯，缓解颈椎压力；辅助者站于练习者后边，辅助练习者将后背自立向上伸展。

（四）单腿下犬式

1. 做法

（1）金刚坐姿。

（2）先完成下犬式。

（3）身体重心缓缓转移至左脚跟，吸气，右腿向后向上抬起，骨盆中正，右脚可

以勾起，也可以绷紧，膝伸直。双臂保持
伸直，左脚跟向下用力，右腿向上抬。

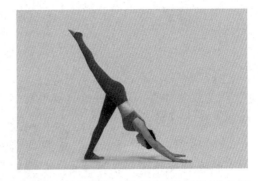

（4）呼气，右脚落地并于左脚。

（5）还原至金刚坐姿。

2. 功效

该体式可以强健背部、手臂肌肉，
拉长和强化腿部肌肉，拉伸小腿和跟腱；
可改善背痛、腰痛和腿痛，拉长躯干、扩展胸腔，延展脊柱，放松下背部的肌肉紧
张；改善呼吸深度，提高人体平衡感和协调性；对消化功能的改善也有一定的作用。

3. 禁忌

低血糖、眩晕症者及女性生理期不宜练习。

4. 知识拓展

退阶动作：练习下犬式，或屈膝练习。

进阶动作：将抬起的一侧髋关节向外打开（单腿下犬扭转式）；用对侧手去抓抬
起一侧的脚尖（下犬拉弓式）。

辅助练习：背对墙壁至下犬式，手推瑜伽砖，力量向上延伸，抬一条腿向后、
向上，脚尖垂直向下，通过脚蹬墙来激活腿部力量；额头下方垫瑜伽砖，脊柱有支
撑地向上延伸，抬起一条腿向后、向上，双手均匀发力，两侧腰同时拉长。

八、其他类

（一）鳄鱼式

1. 做法

（1）俯卧。

（2）吸气，头和胸部向上抬起，两臂
向前伸直。

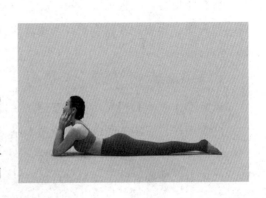

（3）呼气，屈肘，双手托住下巴。双
肘分开与肩同宽，肘关节支撑地面，闭
上双眼或平视前方。

（4）还原至俯卧。

2. 功效

该体式可以缓解颈椎压力，改善现代人经常低头看手机而引发的颈椎问题；通
过强化颈部、喉部肌肉，使腺体的活动得到平衡，有利于保持宁静平和的心态。

3. 禁忌

患有甲状腺或严重颈椎病者谨慎练习。

4. 知识拓展

退阶动作：小臂落地完成。

进阶动作：双肘向两侧打开，加强背肌练习。

辅助练习：胸腔下方可垫抱枕，辅助胸腔打开、脊柱后展。

（二）大拜式

1. 做法

（1）金刚坐姿。

（2）吸气，双臂经体侧上举至头顶，掌心向前。

（3）呼气，屈髋，延展脊柱，额头触地，放松肩膀与背部，双手及前臂落于垫上。

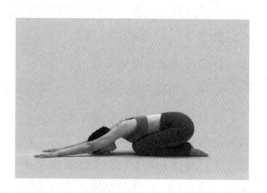

（4）保持脊柱延展，臀部落于足跟上。

（5）还原至金刚坐姿。

2. 功效

该体式可放松后腰、背部和脊柱；舒展骨盆和髋部，伸展膝盖和脚踝；缓解头痛与疲劳，使神经得到镇静，放松身心。

3. 禁忌

孕妇及高血压患者谨慎练习。

4. 知识拓展

退阶动作：双膝分开或屈肘练习。

进阶动作：双手上下叠放；双手合掌，肘关节撑地，小臂后屈；抬高双臂。

辅助练习：臀部坐不下去时，可在膝盖后侧垫毛毯，缓解膝盖压力；额头下垫瑜伽砖，缓解颈部压力；将毛巾卷成实心卷，垫在脚踝下方，缓解脚背压力。

（三）摇摆式

1. 做法

（1）仰卧。

（2）弯曲双腿，将大腿尽量贴于胸部，双手十指交叉抱住小腿，自然呼吸，将身体前后摆动。

（3）向前滚动时呼气，向后滚动时吸气。

（4）左右摇摆，两腿外侧贴向地面，向两侧摆动时呼气，回正时吸气。

（5）还原至仰卧。

2. 功效

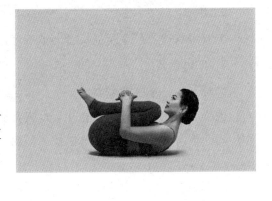

该体式可以按摩背部，促进背部血液循环，缓解背部不适；有助于增加腹内压，促进肠胃蠕动，排出腹中胀气。

3. 禁忌

脊骨损伤患者谨慎练习。

4. 知识拓展

退阶动作：上半身保持不动，双手抱着双膝寻找额头或者胸部；或上半身、双腿同时抬离垫面，让身体团在一起，动态练习。

进阶动作：双手放在双膝后侧十指交叉，呼气，双腿伸直向上摇摆，直至双脚来到头的上方，呼气时双腿向下还原至团身状态，整个过程双脚、头部不能落地。

辅助练习：背部垫毛毯，避免背部压力过大；如果双手抓不住，可以借助伸展带辅助练习。

（四）蹬车式

1. 做法

（1）仰卧。

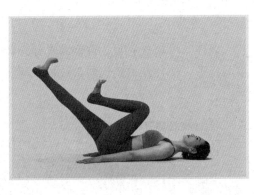

（2）双腿上抬垂直于地面，依次交替屈膝、伸直，向前、向后做动态蹬车动作；而后，双腿并拢同步屈膝、伸直，向前、向后做反向动态蹬车练习。保持自然呼吸。

（3）还原至仰卧。

2. 功效

该体式可以增强腹部、双腿力量，消除腹部脂肪，促进消化，能很好地训练核心肌群。

3. 禁忌

腰椎间盘突出和颈椎病患者，需谨慎练习。

4. 知识拓展

退阶动作：单腿依次练习。

进阶动作：可将双腿落至30°以下夹角向远端蹬出，也可以将上半身抬起练习。

辅助练习：可以将腰部下方垫上一块毛巾，保证在抬起双腿时背部完成压实毛巾，以减轻腰部压力。

（五）骑马式

1. 做法

（1）金刚坐姿。

（2）吸气，重心前移成跪立，右腿向前迈一大步，呈小腿垂直于垫面，双手置于右脚两侧，掌根落地，指尖向前，左膝和脚趾着地。

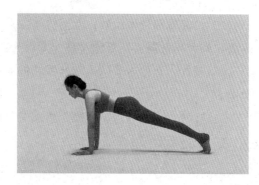

（3）呼气，髋部下沉，脊柱充分伸展，目视前方。

（4）充分伸展脊柱，髋关节下沉，同时保持骨盆的中正。

（5）还原至金刚坐姿。

2. 功效

该体式可以伸展大腿前、后侧肌肉，加强臀部肌肉；可促进骨盆区域血液循环；有助于增加髋关节的灵活性；有助于刺激腹部器官，促进消化，有助于改善消化系统功能。

3. 禁忌

膝关节、髋关节不适者谨慎练习。

4. 知识拓展

退阶动作：双手下方垫瑜伽砖；缩短双脚之间距离；侧向单手扶墙练习。

进阶动作：双手举过头顶合十；将肘关节放在右脚（前）内侧，增加练习深度。

辅助练习：膝关节下方可垫毛毯，以缓解膝盖不适。

（六）斜板式

1. 做法

（1）金刚坐姿。

（2）身体前倾，重心前移，使双手置于双肩下方，与肩同宽，双腿和双臂垂直于地面。

（3）吸气，两腿依次向后伸直，延伸脊柱，收紧腹部，使身体呈一条直线；

脚趾踩地并垂直于地面，双脚有力向后蹬。

（4）还原至金刚坐姿。

2. 功效

该体式可以加强身体核心力量，强化腿部及手臂的力量，对腰、腹、臀和四肢都有极佳的塑形效果；有助于消除臀部、腕部、腰部、腹部、大腿等部位的多余脂肪，使身体线条优美、流畅。

3. 禁忌

手腕有疾患者不宜练习，腰背部有疾患者谨慎练习。

4. 知识拓展

退阶动作：可以单膝触地，双脚交叠，或单脚触地完成体式，也可以面向墙面做支撑练习。

进阶动作：抬起单脚或单手三点支撑练习；或身体转向侧面，进入侧板支撑完成练习。

辅助练习：可将双腿下方垫上一块瑜伽砖，或双手支撑在椅子上完成练习。

（七）猫伸展式

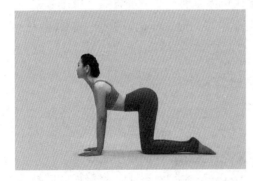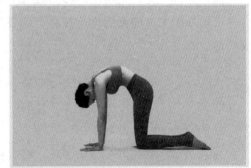

1. 做法

（1）金刚坐姿。

（2）抬起臀部身体前倾，双手置于双肩下方，与肩同宽，指尖向前，手臂垂直于地面，脚背压实地面，双膝与髋同宽，大腿垂直于地面。

（3）吸气，脊柱逐节向远端伸展，同时打开胸腔，抬头、塌腰、翘臀，收缩背部肌肉。

（4）呼气，含胸弓背，收腹，拱起背部呈弧形，低头，眼睛看向肚脐。

（5）还原至金刚坐姿。

2. 功效

该体式可以使脊柱变得柔软、灵活，放松背部，缓解肩颈、腰背的肌肉紧张；

也可按摩腹部，促进肠蠕动。

3. 禁忌

腰椎间盘突出、腰椎骨折或严重的脊椎关节炎患者需谨慎练习，同时，练习时要避免过度屈曲。

4. 知识扩展

退阶动作：可以在手臂和腿部添加支撑物，如瑜伽砖或瑜伽球，以增加稳定性和舒适度。

进阶动作：伸展单臂或单腿练习。

辅助练习：可在膝盖下方垫上毯子，或戴上护腕练习，避免膝盖、手腕支撑时间过长产生损伤。

（八）上伸腿式

1. 做法

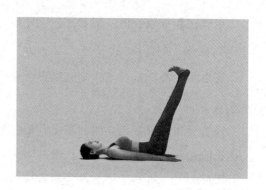

（1）仰卧。

（2）呼气，双腿抬起与地面垂直，脚心向上，腰、背、臀部均贴合地面。目光平视。

（3）吸气，双膝伸直，有控制地回落，但不触及瑜伽垫面。

（4）还原至仰卧。

2. 功效

该体式可以增强腹部、双腿力量，紧实腹部肌肉；有助于改善血液循环，特别是下半身的血液循环；有助于减轻腿部疲劳和肿胀；有助于缓解腰部压力，放松腰部肌肉，对久坐办公室的人群尤其有益。

3. 禁忌

患有高血压与坐骨神经痛者不宜练习此式。

4. 知识拓展

退阶动作：单腿依次完成，或做屈膝完成。

进阶动作：双臂可伸展至头后方，在完成动作过程中，保持双臂、肩膀不离开垫面。

辅助练习：双小腿间可夹瑜伽砖练习，增加练习难度。

(九)简易蝗虫式

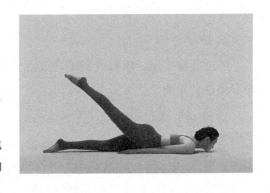

1. 做法

(1)俯卧。

(2)双手掌心向下,下巴落于垫上,双手置于大腿前侧。

(3)吸气,左腿保持伸直,平压地面,右腿尽量伸直抬高,右髋下沉,脚背绷直,抬腿时保持髋部稳定。

(4)还原至俯卧。(再进行对侧练习)

2. 功效

该体式能加强脊柱、腰背部、手臂后部和腿部力量,拉长和强化整个身体。

3. 禁忌

高血压、心脏或循环方面有疾患者需谨慎练习。

4. 知识拓展

退阶动作:降低抬高腿的高度;抬起腿微屈,或双臂置于身体两侧。

进阶动作:增加抬起高度;单臂或双臂前伸;非抬起腿适当抬离瑜伽垫面。

辅助练习:可在身体下方垫瑜伽垫辅助完成。

(十)鱼戏式

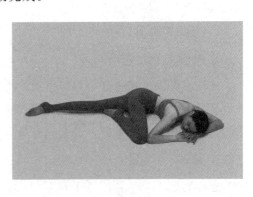

1. 做法

(1)俯卧。

(2)十指交叉置于前额下。

(3)吸气,右腿屈膝,右脚触左膝,躯干向右侧弯,同时转头向右。

(4)呼气,肘膝相触,眼睛微闭。

(5)还原至俯卧。(再进行对侧练习)

2. 功效

该体式有助于舒缓全身,放松身心。

3. 禁忌

孕中期、晚期的孕妇不宜练习此体式,脊柱不适者谨慎练习。

4. 知识拓展

退阶动作:肘膝适当保持距离或脚尖与膝关节适当保持距离。

进阶动作：可在练习鱼戏式时，多保持几组呼吸。

辅助练习：可在身体下方垫瑜伽垫做辅助。

(十一)推磨式

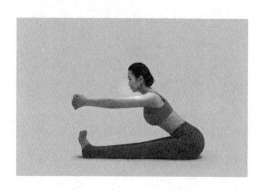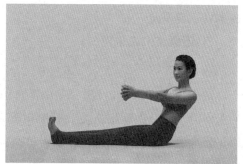

1. 做法

(1)山式坐姿。

(2)吸气，两臂前平举，十指交握。

(3)以腰骶区为原点，保持脊柱延展，手臂带动身体顺时针或逆时针画圈(如同推磨)，吸气后仰，呼气时前倾，目视前方。

(4)骨盆始终保持中立，坐骨压实地面，双臂平行于地面。

(5)还原至山式坐姿。

2. 功效

该体式可伸展放松肩部和腹部肌肉，放松缓解背部不适；可按摩腹部，促进消化。

3. 禁忌

腰椎间盘患者不宜练习该体式。

4. 知识拓展

退阶动作：屈肘，双手互抱对侧肘关节；屈膝完成。

进阶动作：增大运动的幅度。

辅助练习：可分解为前、后、左、右四个方向专项练习；臀部下垫瑜伽砖或瑜伽垫。

(十二)幻椅式

1. 做法

(1)山式站姿。

(2)吸气，双臂经身体两侧上举至头顶，双手合掌，将头置于两臂之间。

（3）呼气，屈双膝，延长并收紧腿部肌肉，骨盆中正略前倾，臀部向后向下坐，脊柱中立，背部延展，躯干沿着手臂方向伸展，双膝并拢，膝关节不得超过脚尖，目视前下方。

（4）还原至山式站姿。

2. 功效

该体式可加强髋、膝、踝关节周围的肌肉力量，促进髋膝踝关节肌肉均衡发展；可增加核心力量，打开肩部和胸部，纠正腿部的线条；可增强腹部器官和脏器功能；可缓解背部不适，矫正不良体态。

3. 禁忌

有严重背部、膝部疾患、近期接受过踝关节手术人群不宜练习；膝关节不适者谨慎练习，或在辅助者帮助下进行练习。

4. 知识拓展

退阶动作：双手叉腰或双脚分开练习。

进阶动作：增大屈膝幅度；呼气时向左或向右扭转。

辅助练习：背靠墙或双腿夹瑜伽砖，双腿绑伸展带进行练习。

（十三）简易鸽式

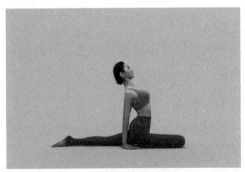

1. 做法

（1）金刚坐姿。

（2）身体前倾，双手置于双肩下方，与肩同宽，双臂和大腿与地面垂直，即四柱式。

（3）吸气，屈右膝向前推送，骨盆中正下沉，使臀部落于两手之间，右膝指向正前方。足跟抵近趾骨，打开胸腔。延展脊柱，目视前方。

（4）呼气，沉髋，同时左腿压实瑜伽垫面向后伸展。

（5）还原至金刚坐姿。（再进行对侧练习）

2. 功效

该体式可拉伸臀部和腿部肌群，尤其是外旋肌肉和梨状肌；可更好地伸展脊柱，缓解脊柱压力，可灵活髋、膝关节。

3. 禁忌

腰部、髋、膝关节不适者，谨慎练习。

4. 知识拓展

退阶动作：增加小腿和大腿间夹角；臀部下方垫上瑜伽砖。

进阶动作：身体重心向后，适当增加后弯。

辅助练习：臀部下方垫瑜伽砖或毛毯。

（十四）蝴蝶式

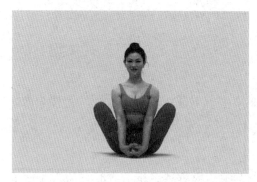 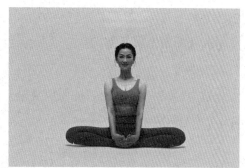

1. 做法

（1）山式坐姿。

（2）屈双膝使脚掌相合，足跟靠近会阴，十指交叉抓握脚背，躯干直立。

（3）呼气，双膝上提下沉反复练习，目视前方，保持自然呼吸。（亦可吸气时抬膝，呼气时沉膝进行练习）

（4）还原至山式坐姿。

2. 功效

该体式可促进骨盆和腹部区域的血液循环，灵活髋关节；有助于改善泌尿功能失调和坐骨神经痛；有助于预防疝气、纠正女性月经周期不规律现象；有助于避免静脉曲张。

3. 禁忌

膝关节有疾患者谨慎练习。

4. 知识拓展

退阶动作：增加足跟与会阴间的距离；双手置于身体两侧或膝关节上。

进阶动作：抬高双足，足下垫瑜伽砖。

辅助练习：抬高臀部，垫抱枕或瑜伽砖；大小腿借助伸展带收紧弯曲。

(十五)八体投地式

1. 做法

(1)金刚坐姿。

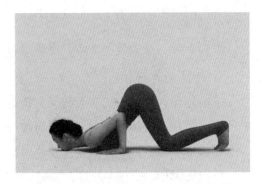

(2)吸气,身体前倾,两手置于肩下方,与肩同宽,双臂、大腿垂直于地面。

(3)呼气,勾脚使脚尖着地,身体前移,屈肘并内收夹紧,使胸部落于两手之间,下颌、两手、胸部、两膝及两脚尖八个部位与地面接触,肘关节指向正后方,指尖向前。

(4)还原至金刚坐姿。

2. 功效

该体式可增强手臂及背部肌肉力量,灵活上肢关节;有助于缓解坐骨神经痛和常见的背部疾病。

3. 禁忌

哮喘或术后半年等人群及手腕、手肘、肩膀、背部或颈部有损伤的人群不宜练习此式。

4. 知识拓展

退阶动作:胸下放置抱枕,微屈肘关节进行练习。

进阶动作:胸腔落地,手臂向前伸直。

辅助练习:胸部和膝关节下垫毛毯;辅助者双手托住练习者髋部给一个向上的助力。

(十六)动物放松式

1. 做法

(1)山式坐姿。

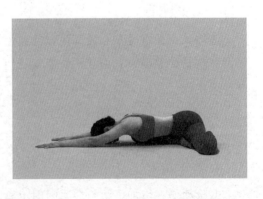

(2)屈右膝,脚底贴于左大腿内侧;屈左膝,髋外展,左足跟贴于臀外侧,使双腿成90°,身体转向右侧。

(3)吸气,两臂经两侧上举至头顶上方,掌心向前。

(4)呼气,屈髋,躯干和双臂向前伸展,胸腹与右腿贴合,两臂延展放于地面,额头触地。

(5)还原至山式坐姿。(再进行对侧练习)

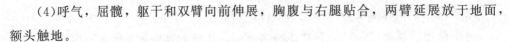

2. 功效

该体式可增强腹部肌肉群，放松肩、髋和膝等关节；可放松躯干，按摩腹部，提高髋关节灵活性。

3. 禁忌

髋部、膝关节有伤患者，谨慎练习。

4. 知识拓展

退阶动作：双手放于额头下或屈肘；左腿不屈膝。

进阶动作：增加扭转幅度。

辅助练习：手臂、额头下垫抱枕。

(十七)反斜板式

1. 做法

(1)山式坐姿。

(2)两手分开，与肩同宽，置于臀部正后方，双臂垂直支撑于地面，指尖向前。

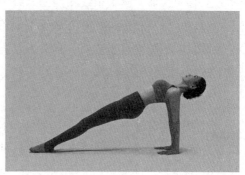

(3)吸气，脚掌完全贴地下压，将臀部抬起与身体保持在一直线上，延展脊椎，目视上方。

(4)还原至山式坐姿。

2. 功效

该体式有助于增强躯干力量及提高腕、踝关节的稳定性；有助于消除疲劳，打开胸部；可使骨盆灵活性得到加强，放松肩关节；帮助神经系统得到增强，使血液循环获得改善。

3. 禁忌

手腕、脚踝有疾患者，谨慎练习。

4. 知识拓展

退阶动作：屈双膝完成。

进阶动作：单脚抬起交换练习。

辅助练习：双手下垫瑜伽砖；双脚下垫毛毯。

(十八)战士二式

1. 做法

(1)山式站姿。

(2)双脚分开约 2 倍半肩宽，保持双脚平行，脚趾朝前，上提双腿髌骨，大腿向后推。

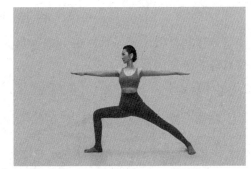

(3)吸气，转动右腿，大腿和脚尖向右转 90°，左脚内收约 30°，调整大腿中线、膝关节中线和脚踝中线成一线，脊柱伸展向上，手臂向两侧打开，与肩同高，保持肩部下沉，肩胛骨内收，手肘伸直，掌心朝下，伸展十指，目视前方。

(4)当右腿向右旋转时，躯干随腹部转向相反的方向(左侧)进行拮抗，保持头部、双肩、颈部、躯干中线在同一垂线上。

(5)呼气，屈右膝至 90°，膝关节对准第二脚趾方向且在踝关节正上方，大腿平行于地面，小腿垂直于地面。转头，目光平视右指尖方向。

(6)还原至山式坐姿。(再进行对侧练习)

2. 功效

该体式可深度打开髋关节，加强双腿和臀部的肌肉力量，提高腹部器官功能；提升肩部、躯干核心及踝关节稳定性；提升专注力和呼吸深度。

3. 禁忌

心脏病、髋部或膝关节疾病者不宜练习此体式；近期患有心悸、胃灼热、腹泻或痢疾者，不要练习此体式。

4. 知识拓展

退阶动作：双手扶髋练习。

进阶动作：左手掌心向下放于左腿上，右手掌心向内，身体向左侧弯，增加侧弯幅度。

辅助练习：可以靠墙，循序渐进练习。

第四节　哈他瑜伽中级体式

一、坐姿类

(一)半莲花坐

1. 做法

(1)山式坐姿。

（2）屈右膝，右足跟放于左臀部前侧，足跟靠近会阴，脚心朝上；左脚放在右大腿腹股沟部，双膝贴近地面；脊柱向上延展，沉肩坠肘，保持骨盆中正，双手呈智慧手印，置于膝上，两眼微闭，保持自然呼吸。

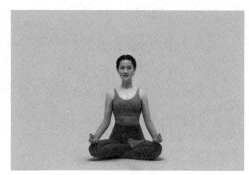

（3）还原至山式坐姿。（再进行对侧练习）

2. 功效

该体式可促进骨盆区域血液循环、灵活下肢关节，安定情绪。

3. 禁忌

坐骨神经痛、髋关节不适、膝盖有伤痛者，不宜练习该体式。

4. 知识拓展

退阶动作：降低双腿盘坐的深度。

进阶动作：双膝关节充分下压贴合地面。

辅助练习：臀部下方垫瑜伽砖；后背靠墙。

（二）英雄坐

1. 做法

（1）跪立。

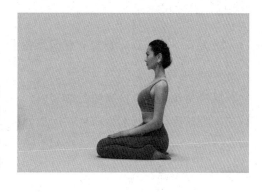

（2）双膝并拢，两脚分开，与肩同宽，重心后移，臀部下落置于两脚之间的地面之上，双脚后跟贴于臀部两侧，双脚脚尖朝向正后方，脚背贴于瑜伽垫上。

（3）双手掌心朝下平放于大腿上，脊柱自然伸展直立，下颌微收，目视正前方。

（4）还原至跪立。

2. 效果

该体式有助于增强踝关节力量，对消化系统有一定的辅助作用；可舒展髋、膝、踝关节；可拉伸大腿前侧肌群；放松后背部，缓解压力。

3. 禁忌

踝关节、膝关节有疾患者不宜练习该体式；头痛、腹泻或偏头痛者谨慎练习该体式。

4. 知识拓展

退阶动作：双膝适度分开。

进阶动作：双臂上举或后展。

辅助练习：双腿之间放瑜伽砖；膝关节后放置毛巾卷。

(三)武士坐

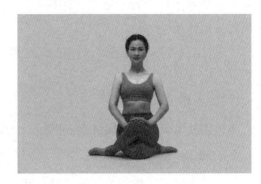

1. 做法

(1)山式坐姿。

(2)先微屈双膝，将右腿从左腿下屈膝，足跟抵于左臀部外侧。

(3)屈左膝，左膝在上，使双膝上下重叠，足跟抵于右臀外侧，双腿上下交叉，膝关节指向正前方，脚掌向后。

(4)双手上下重叠放于膝上，延展脊柱，使骨盆中正，目视前方或微闭双眼。

(5)还原至山式坐姿。(再进行对侧练习)

2. 功效

该体式可对骨盆，髋关节起到约束作用；可改善调理膝关节。

3. 禁忌

踝关节、膝关节、髋关节有伤患者不宜练习该体式。

4. 知识拓展

退阶动作：适量抬高膝关节高度。

进阶动作：双臂上举后展；增加脊柱扭转。

辅助练习：臀部下放置瑜伽砖或瑜伽垫。

(四)莲花坐

1. 做法

(1)山式坐姿。

(2)屈右膝，右脚置于左大腿根部，屈左膝，左脚置于右腿根部，双脚跟抵住腹股沟，脚掌心朝上，双膝尽量贴近地面；脊柱自然伸展，骨盆保持中正，沉肩坠肘，下颌微收，目视正前方。

(3)双手可以重叠放在两脚跟之上，或双手呈智慧手印置于膝关节上，保持自然呼吸。

（4）还原至山式坐姿。（再进行对侧练习）

2. 功效

该体式有助于增加骨盆区域血液循环；可强化呼吸系统、消化系统功能；可提高踝关节、膝关节、髋关节柔韧性。

3. 禁忌

髋关节、膝关节、踝关节有伤患者不宜练习该体式。

4. 知识拓展

退阶动作：半莲花坐练习。

进阶动作：加深盘腿深度进行。

辅助练习：可以将瑜伽砖垫于臀部下方。

二、前屈类

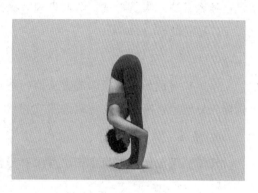

（一）站立前屈伸展式

1. 做法

（1）山式站姿。

（2）吸气，双臂经体侧上举过头顶，掌心向前，延展躯干和手臂。

（3）呼气，以髋为屈点，从腰部向前逐渐伸展躯干向前、向下，双手指尖落于两肩下方，手臂与双腿伸直，上提胸腔，保持脊柱与颈部延展。

（4）呼气，将双手放于双脚两侧，手指尖与脚趾尖在一条直线上，保持双膝后侧和大腿后侧完全伸展，但不可超伸。弯曲双肘，低头向下，身体从髋部折叠，进一步靠近双腿，头部向内收，将面部尽量贴于双膝上。

（5）还原至山式站姿。

2. 功效

该体式可拉伸背部和腿部后侧肌群，增强脊柱活力；可按摩腹部器官，促进消化。

3. 禁忌

近期接受过腰背部手术，患有眩晕、高血压、青光眼、膝关节炎或者腹泻者不宜练习该体式；低血压患者谨慎练习。

4. 知识拓展

退阶动作：双脚适当分开；微屈双膝；减少屈曲幅度。

进阶动作：前脚掌下适当垫高。

辅助练习：将瑜伽砖放于脚两侧，双手放于瑜伽砖上练习。

(二)鸵鸟式

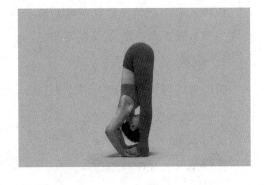

1. 做法

(1)山式站姿。

(2)吸气，两腿分开，与肩同宽，两臂从两侧上举至头顶，上臂贴耳侧，掌心朝前。

(3)呼气，髋屈曲，两手背贴地放置于脚掌下方，大脚趾抵于手腕，伸直双腿，延展脊柱，中正骨盆，两肘外展，胸贴向两腿前侧，头在两腿中间。

(4)还原至山式站姿。

2. 功效

该体式有助于增强腹部器官功能，促进消化，提高肝、脾活力；可使腿部后侧肌群充分伸展；有助于改善腹部胀气和胃部疾患。

3. 禁忌

眩晕、高血压、椎间盘突出等患者谨慎练习。

4. 知识拓展

退阶动作：双腿适度分开，微屈双膝，减少屈曲幅度，掌心向上放在两脚之上。

进阶动作：将头穿过两腿之间。

辅助练习：将瑜伽砖放于脚两侧，双手放于瑜伽砖上练习。

(三)双腿背部伸展式

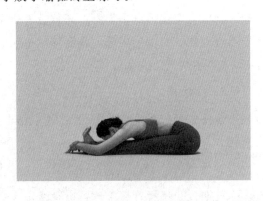

1. 做法

(1)山式坐姿。

(2)吸气，两臂经体侧举过头顶。

(3)呼气，髋屈曲，上体自然伸展向前，腹、胸、额依次贴近双腿前侧，手抓脚掌或另一侧手腕，骨盆中正，脊椎延展，保持自然呼吸。

(4)还原至山式坐姿。

2. 功效

该体式能拉伸大腿后和背部肌群，提高髋关节灵活度；增强内脏器官的消化等功能，促进脊柱血液循环。

3. 禁忌

患腰椎间盘疾病、坐骨神经痛与疝气者不宜练习此式，腰部有伤痛者需谨慎练习。

4. 知识拓展

退阶动作：双腿分开、微屈膝或单腿完成。

进阶动作：抬高足跟，下放瑜伽砖。

辅助练习：用弹力带环绕双脚，双手拉住弹力带。

（四）花环式

1. 做法

（1）山式站姿。

（2）吸气，两臂前平举，屈膝下蹲，两膝外展，身体前倾，两臂从前向后环抱小腿，手握住足跟。

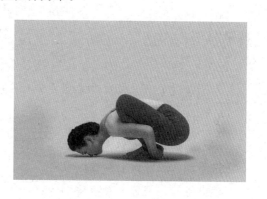

（3）呼气，脊柱延展，躯干继续前倾至额头触地，保持自然呼吸。

（4）还原至山式站姿。

2. 功效

该体式有助于改善骨盆区域血液循环，缓解下背部疲劳，减轻压力；可使腹部肌肉和器官都得到按摩和增强，有助于改善便秘和消化不良。

3. 禁忌

脚踝、膝盖有伤患者请谨慎练习。

4. 知识拓展

退阶动作：双手放置于身体两侧。

进阶动作：双手于足后相握。

辅助练习：双手使用弹力带进行连接。

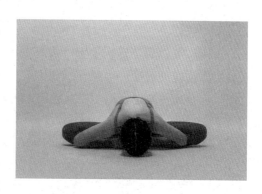

（五）束角式

1. 做法

（1）山式坐姿。

（2）弯曲双腿，屈膝向外张开，双脚脚掌相对，足跟靠向会阴，保持骨盆中正。

（3）呼气，足跟尽可能靠近会阴，十指交扣环抱双足，扩展双膝，使其远离髋部并向地面下沉。

（4）吸气，脊柱竖直向上，提起胸腔，转动肩胛骨向后，目视正前方或者鼻尖。

（5）呼气，把肘部抵住大腿下压，身体前屈，依次把额头、鼻尖、下颌放在瑜伽垫面上。

（6）还原至山式坐姿。

2. 功效

该体式有助于深度打开髋部和腹股沟，能够拉伸大腿内侧肌肉群，促进盆腔血液循环。

3. 禁忌

背部做过手术、腹股沟或膝关节有伤病者不宜练习该体式。

4. 知识拓展

退阶动作：微抬双膝或双手扶于双膝。

进阶动作：双臂上举或侧手举。

辅助练习：臀部下方垫瑜伽砖。

（六）加强侧伸展式

1. 做法

（1）山式站姿。

（2）吸气，双脚分开约两肩宽，右脚向右转 90°，左脚内收约 60°，向右转髋，保持骨盆中正。

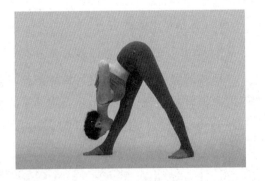

（3）呼气，两臂充分内旋合掌于体后，指尖向上；延展脊柱，髋屈曲，右侧身体贴近右腿，两肩水平。

（4）还原至山式站姿。（再进行对侧练习）

2. 功效

该体式可加强颈部、手臂、肩部、手腕、腋窝、脚踝、脚趾、膝关节、骨盆、大腿和脊柱的灵活性；可拉伸腘绳肌、小腿和跟腱的肌肉，有利于缓解下肢疲劳；有助于舒缓神经系统，使头脑从紧张中得到释放。

3. 禁忌

膝关节、腰椎不适者需谨慎练习。

4. 知识拓展

退阶动作：双手合十变换成手抓手腕、互抱手肘等。

进阶动作：加强大腿后侧拉伸感，将前侧脚脚尖向上抬起。

辅助练习：双手置于前侧脚两侧，在双手下垫瑜伽砖。

(七)半莲花前屈式

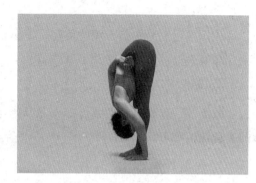

1. 做法

(1)山式站姿。

(2)吸气，屈右膝，髋外展，脚背置于左大腿根部。

(3)呼气，右臂绕过体后，以大拇指、食指和中指抓握右脚大拇指，保持身体平衡。

(4)吸气，左臂抬起向上置于耳侧，伸展脊柱。

(5)呼气，保持脊柱延展，髋屈曲，左手放置于左脚外侧，腹、胸、额依次贴近左腿前侧。

(6)吸气，延展脊柱使躯干向上直立，呼气，右臂、右腿回落。

(7)还原至山式站姿。（再进行对侧练习）

2. 功效

该体式有助于改善膝关节僵硬；可收缩和挤压腹部器官，增强消化功能、促进肠道蠕动；有助于帮助身体排除毒素。

3. 禁忌

生理期女性、椎间盘突出者需谨慎练习。

4. 知识拓展

退阶动作：可将脚踝放于大腿内侧；可将手背后，贴于腰部。

进阶动作：加强平衡，尝试将支撑侧的手抬离地面。

辅助练习：将伸展带系于脚踝，手握另一端进行练习，或在支撑侧的手下方垫瑜伽砖。

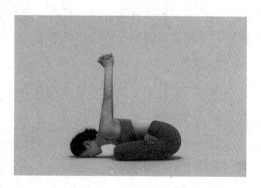

(八)莲花坐伸臂式

1. 做法

(1)全莲花坐姿。

(2)吸气，双手体后十指交握，掌根

相触，伸直手臂，延展脊柱，保持骨盆中正。

（3）呼气，髋屈曲，腹部、胸部、额头依次向前延展成腹部贴双脚，额头、鼻尖触地，坐骨不可离地，背部充分延展。手臂尽量向后、向上伸展，延展脊柱。

（4）还原至全莲花坐姿。（再进行对侧练习）

2. 功效

该体式可刺激腹部、缓解便秘、改善消化不良症状；可增强身体抵抗力、辅助治疗哮喘病；可灵活双腿及手臂关节。

3. 禁忌

膝关节、脚踝有损伤或疼痛，尤其是半月板损伤或外侧副韧带过度拉伸等问题的人群谨慎练习。

4. 知识扩展

退阶动作：双腿半莲花进入体式。

进阶动作：双臂继续向头顶方向伸展。

辅助练习：双臂掌根相触有困难者，双手可借助伸展带、瑜伽带等辅具。

（九）瑜伽身印式

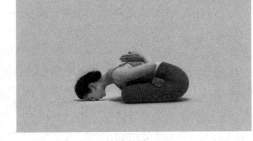

1. 做法

（1）莲花坐姿。

（2）吸气，两臂充分内旋，于体后肩胛之间合掌，指尖向上。

（3）呼气，髋屈曲，延展脊柱，保持背部的平直，将额头、鼻尖依次放落于地面。

（4）吸气，延展脊柱，呼气继续前屈伸展。

（5）还原至莲花坐姿。（再进行对侧练习）

2. 功效

该体式可伸展背部肌肉，释放下背部紧张；可按摩腹内器官，帮助消化，缓解便秘；可增加双脚的灵活性及柔软度。辅助改善女性生理期腹痛、月经不调。

3. 禁忌

踝关节、膝关节、肘关节及腕关节损伤者需要在专业人士指导下进行。

4. 知识拓展

退阶动作：双手可抓手腕、互抱手肘；双腿可呈半莲花进入体式。

进阶动作：双手指尖向后脑勺方向靠近。

辅助练习：双手之间夹瑜伽砖。

（十）单腿捆绑前屈式

1. 做法

（1）山式坐姿。

（2）屈右膝，足跟贴近同侧坐骨，脚掌踩地。

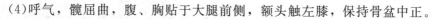

（3）吸气，右臂经体侧向上伸展，经右膝内侧，手臂内旋，掌心向外置于腰部；左手向后抓握右手腕，胸腔上提，延展脊柱。

（4）呼气，髋屈曲，腹、胸贴于大腿前侧，额头触左膝，保持骨盆中正。

（5）还原至山式坐姿。（再进行对侧练习）

2. 功效

该体式可增强腹部、双腿力量，消除腹部脂肪，促进消化；可有效刺激核心肌群。

3. 禁忌

腰椎间盘突出和颈椎疾病患者需谨慎练习。

4. 知识拓展

退阶动作：十指相扣，或双手环抱左脚。

进阶动作：右手抓住左侧小臂。

辅助练习：双手之间抓握伸展带；借助瑜伽砖抬高臀部。

（十一）双角式

1. 做法

（1）山式站立。

（2）双腿分开略比肩宽，双手在背后十指相握，掌跟贴合，双臂伸直。

（3）吸气，伸展脊柱，打开胸腔。

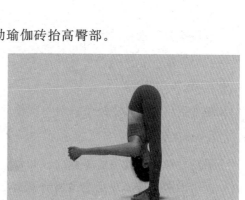

（4）呼气，身体从髋部折叠，腹、胸贴紧双腿前，头部置于两腿之间，双臂平行于地面。

（5）还原至山式站立。

2. 功效

该体式可伸展腿部后侧和腰背部肌肉，强健膝关节，灵活髋关节，消除疲劳；可强健腹部器官，增强消化功能；可使头脑和交感神经系统平静，缓解抑郁症，增强自信；可使心脏和肺部充满活力，降低血压，减轻压力性头痛、偏头痛和疲劳。

3. 禁忌

血压不适、有眩晕症状、心脏或循环有疾患者，请在专业人士指导下练习；下背部疼痛、脑震荡、青光眼患者、生理期女性不宜练习该体式。

4. 知识拓展

退阶动作：双手互抱手肘。

进阶动作：将双脚脚尖向上抬起，加强双腿后侧拉伸感。

辅助练习：双手之间夹瑜伽砖。

(十二)坐角式

1. 做法

(1)山式坐姿。

(2)双腿向两侧打开，足尖向上。

(3)吸气，双手经体侧抬起至头部上方，掌心向前。

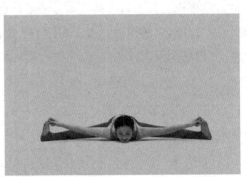

(4)呼气，躯干前屈，直至腹、胸、额及双臂贴地，双手水平打开，双手食指与中指回勾大脚，颈部保持延展前额触地或抬头下颌触地。

(5)还原至山式坐姿。

2. 功效

该体式可促进骨盆区域的血液循环，缓解坐骨神经痛；可刺激子宫，保养卵巢；有助于拉伸腿部、臀部、腰背部等多处肌群。

3. 禁忌

腿部韧带有拉伤者谨慎练习；腰椎间盘突出者需在专业人士指导下练习。

4. 知识拓展

退阶动作：双臂屈肘于体前或双臂上举手掌压地。

进阶动作：抬高双足跟增加前屈幅度。

辅助练习：身体前加抱枕，下颌处垫瑜伽砖。

(十三)半莲花背部伸展式

1. 做法

(1)山式坐姿。

(2)屈右膝，髋外展，右脚背置于左大腿根部，脚掌心向上，右手绕过体后抓握右脚的大脚趾，骨盆中正。

（3）吸气，左臂上举至头部上方，左手以三指抓握左脚的大脚趾，延展脊柱，使胸腔上提。

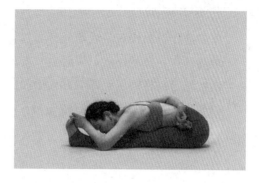

（4）呼气，髋屈曲，腹、胸、额头依次贴近左腿前侧。

（5）还原至山式坐姿。（再进行对侧练习）

2. 功效

该体式可拉伸股后和背部肌群，提高肩、髋关节灵活度；可增强内脏器官消化等功能，促进脊柱血液循环。

3. 禁忌

膝盖有疼痛及有腰椎间盘突出的人群建议在专业人士指导下练习；生理期女性不宜练习该体式。

4. 知识拓展

退阶动作：将右手置于背部，或双手环抱左脚。

进阶动作：右手经腰后抓握左腿大腿。

辅助练习：臂下垫瑜伽砖或在右脚脚掌处系伸展带，左手拉伸展带另一端辅助练习。

三、后展类

（一）简易展背式

1. 做法

（1）金刚坐姿。

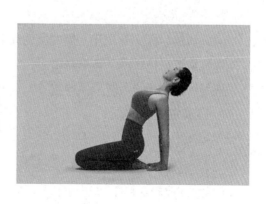

（2）吸气，身体后倾，两手置于臀部后方约一个手掌处撑地，指尖向前；旋肩、身体后展，扩展胸部；目视斜上方。

（3）还原至金刚坐姿。

2. 功效

该体式有助于扩展胸部，放松肩关节和骨盆关节；可滋养脊柱神经，帮助消除紧张情绪。

3. 禁忌

膝关节有损伤者需谨慎练习。

4. 知识拓展

退阶动作：双膝双足适度分开或双臂屈肘双手撑于腰后。

进阶动作：屈肘向后，使肘关节落地。

辅助练习：可以在手臂下方垫瑜伽砖。

(二)蛇伸展式

1. 做法

(1)俯卧。

(2)两臂向后伸展，十指交叉、掌跟相触，手臂水平向后延展。

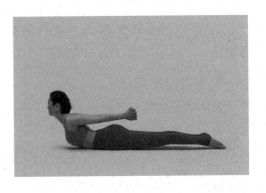

(3)吸气，头和胸部抬离地面，肚脐以下贴地，胸腔充分上提，背部后展，头不要过度后仰，收紧大腿内侧，双足并拢，脚背压实地面，目视前方。

(4)还原至俯卧。

2. 功效

该体式有助于强化背部肌群，缓解腰部不适；可按摩内脏，促进消化；可改善扣肩、驼背等不良体态；可帮助增加肺活量和氧气供应。

3. 禁忌

有严重背部问题或脊柱问题的人群不宜练习该体式。

4. 知识拓展

退阶动作：将双手分开，指尖朝后或互抱对侧肘关节。

进阶动作：单腿或双腿抬离地面。

辅助练习：在胸下侧垫瑜伽砖、毛毯或者小球。

(三)云雀式

1. 做法

(1)金刚坐姿。

(2)身体前倾，双手放于肩下方，与肩同宽，双臂与大腿垂直于地面。

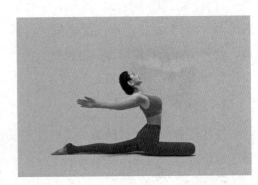

(3)呼气，屈右膝向前落于双手间，膝关节指向正前方，臀部落地，右脚跟抵于耻骨，脚背着地，左腿向后伸展，压实地面，膝盖与脚背着地。

（4）吸气，身体立直并后展，胸腔打开上提，双臂侧平举，内收肩胛，手臂后展，掌心向前，眼睛注视斜上方。

（5）还原至金刚坐姿。（再进行对侧练习）

2. 功效

该体式可拉伸臀部和腿部肌群，灵活髋、膝、踝关节，缓解脊柱压力，柔软脊柱。

3. 禁忌

膝关节有伤痛、眩晕者需谨慎练习。

4. 知识拓展

退阶动作：双手掌支撑于地面。

进阶动作：左腿屈膝后弯，或左手抓握左脚踝。

辅助练习：膝关节下侧、臀部下方加垫子或瑜伽砖练习。

（四）单臂支撑后展式

1. 做法

（1）金刚坐姿。

（2）先完成斜板式，再将重心移至右手支撑地面。

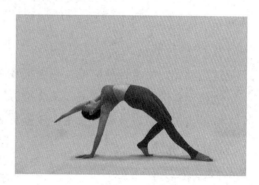

（3）吸气，左臂带动身体向上翻转并伸直于头顶上方，同时转右脚脚掌落地，左脚跨过右腿向后，前脚掌撑地，腰椎放松胸椎向上抬起，目视左上方。

（4）还原至金刚坐姿。（再进行对侧练习）

2. 功效

该体式可拉伸腹部、侧腰，伸展腹股沟；可恢复脊柱灵活性，打开胸腔，灵活肩膀，纠正不良体态，使身姿变得更加挺拔。

3. 禁忌

肩膀、腰椎受过伤的人群，不宜进行练习；颈部有疾患者需谨慎练习。

4. 知识拓展

退阶动作：膝盖跪地或后展手臂叉腰练习。

进阶动作：后展手臂继续后展撑地。

辅助练习：后腰后背处可借助瑜伽球。

(五)蝗虫式

1. 做法

(1)俯卧。

(2)呼气，头、胸、腿同时上抬，两腿伸直，手臂尽量向后延展，掌心相对；目视前方。

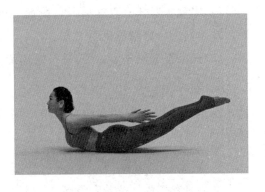

(3)还原至俯卧。

2. 功效

该体式可使脊柱变柔韧，增强腰背部的肌肉力量；可缓解坐骨神经痛，辅助治疗腰椎间盘突出；可改善不良体态，美化背部线条；可按摩腹内脏，促进消化。

3. 禁忌

背部受过伤的人群不宜练习；患有高血压、心脏或循环有问题者谨慎练习此体式。

4. 知识拓展

退阶动作：手掌推地完成；单独完成下肢动作。

进阶动作：双臂侧平举或上举完成。

辅助练习：可以分别在腹部、大腿下侧垫上抱枕、瑜伽砖和球进行辅助练习。

(六)骆驼式

1. 做法

(1)金刚坐姿。

(2)跪立，双膝分开，与髋同宽，双手扶髋，肘关节内收，胸腔上提。

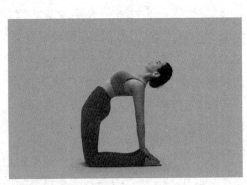

(3)吸气，两臂依次经体前向上、向后，双手掌放于脚掌心，大腿、手臂垂直于地面，颈椎保持延展，目视上方。

(4)呼气，身体后展。

(5)吸气，双手直接收于后腰，上体直立，臀部后坐。

(6)还原至金刚坐姿。

2. 功效

该体式有助于改善圆肩、驼背等不良体态，改善胸廓形态，增强腰背力量；有助于增强肺活量，有利于维持肺组织的弹性；可强健脊柱，减轻下背部疼痛。

3. 禁忌

患有颈椎病、低血压、高血压、背部有伤痛者，不宜练习；腰椎不适或腰椎间盘突出及眩晕患者需谨慎练习。

4. 知识扩展

退阶动作：可单手支撑；可回勾足跟并抓住足跟；双膝适当增加开度。

进阶动作：屈肘向后做。

辅助练习：将瑜伽砖放于两脚踝外侧，或在腰背部借助瑜伽球进行辅助。辅助者站在前侧，拉住练习者髋后向前。

(七)鱼式

1. 做法

（1）仰卧。

（2）掌心向下，肘内收，下压支撑地面。

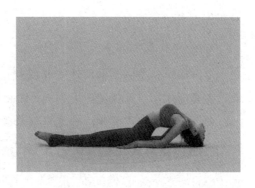

（3）吸气，胸腔上提，颈部后仰，头顶着地；双腿伸直，脚面绷直，整个背部形成弓形。

（4）还原至仰卧。

2. 功效

该体式可使胸部和颈部得到很好的舒展，因此对甲状腺也很有好处；可强化肩、背部肌群，增强脊柱弹性，缓解抑郁和压力。

3. 禁忌

患有高血压、低血压及偏头痛，或者颈部、腰部受过损伤的人不宜练习该体式。

4. 知识拓展

退阶动作：微屈膝完成。

进阶动作：单腿或双腿向上抬起；双臂前伸或举过头顶。

辅助练习：在背部下方垫卷起的毛毯，辅助支撑背部。

(八)弓式

1. 做法

（1）俯卧。

（2）两脚分开，与髋同宽，屈双膝，手抓脚踝。

（3）吸气，头、胸、双腿同时上提，双膝与髋同宽，指向后方。

（4）呼气，后展，充分伸展脊柱，双脚与肩同宽，目视前上方。

（5）还原至俯卧。

2. 功效

该体式有助于伸展脊柱，放松肩膀与背部肌肉；可促进血液循环，增强消化功能；可使大腿变紧实，美化臀部线条，消除背部赘肉。

3. 禁忌

颈部或背部有损伤或疼痛者，需在专业人士指导下练习。

4. 知识拓展

退阶动作：单侧手臂前伸完成或单手抓单脚。

进阶动作：双腿持续向上抬高，提高脊柱后弯幅。

辅助练习：腹部前侧放抱枕帮助胸腔上提；脚踝和双手处借助伸展带。

(九)莲花鱼式

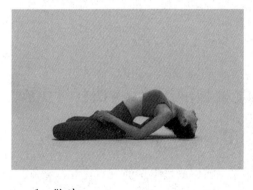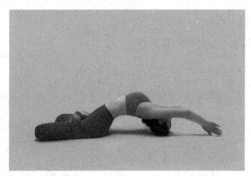

1. 做法

（1）双莲花坐姿。

（2）向后降低上身和腰部，两肘依次放于地面，上身逐渐下降至头顶位于地面，腿部始终放在地面上，双手抓握交叉的双脚，保持肘内收撑地。

（3）吸气，抬起胸部，拱起后背，头部向后抬起至头顶顶至地面，也可双手合掌伸至头顶上方，指尖触地。

（4）还原至双莲花坐姿。（再进行对侧练习）

2. 功效

该体式可加强大腿前侧肌群的拉伸，伸展腹部，促进血液循环，灵活膝、踝关节。

3. 禁忌

患有高血压、低血压、偏头痛，严重颈椎病、腰部受过损伤的人群不宜练习；失眠者需谨慎练习。

4. 知识扩展

退阶动作：半莲花完成。

进阶动作：可以继续加强脊柱的后展幅度。

辅助练习：可在腰下垫一块厚的毯子。

(十)轮式

1. 做法

(1)仰卧。

(2)屈双膝，两脚分开，与肩同宽，膝关节、脚尖指向前方，脚掌踩地，脚跟靠近臀部，双手放于耳旁，指尖朝向双肩。

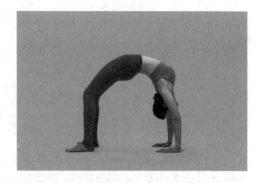

(3)吸气，胸腔上提，脊柱充分后展，臀部上抬，两臂伸直，身体呈半圆形，膝关节、足尖指向前方，颈椎自然延展。

(4)还原至仰卧。

2. 功效

该体式有助于伸展身体前侧，增强脊柱的柔韧性；有助于锻炼背部肌肉，放松颈部，伸展肩部；可增强手臂和腿部的力量，使身体前侧得到伸展，促进血液循环。

3. 禁忌

有严重脊椎问题的人应避免练习；手腕疼痛者应在专业人士指导下练习。

4. 知识扩展

退阶动作：头顶地完成。

进阶动作：缩近双手和双脚距离。

辅助练习：双手下放置瑜伽砖；辅助者站于头侧，拉住练习者双肩向后。

四、扭转类

(一)半莲花扭脊式

1. 做法

(1)山式坐姿。

(2)屈右膝，将右脚背置于左大腿根部靠近腹股沟处。

（3）吸气，右臂经体侧上举，带动身体前屈，右手三指抓握左脚大拇指，伸直右臂，延展脊柱。

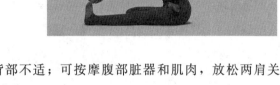

（4）呼气，左臂向前抬起，带动脊柱向左后方扭转；目视左手指尖方向。

（5）还原至山式坐姿。（再进行对侧练习）

2. 功效

该体式有助于灵活脊柱，缓解背部不适；可按摩腹部脏器和肌肉，放松两肩关节和脊柱，并伸展腿部肌肉；可打开髋部，促进骨盆区域血液循环。

3. 禁忌

坐骨神经痛、膝盖或脚踝受伤的人群不宜练习该体式；臀部僵硬需谨慎练习。

4. 知识拓展

退阶动作：将脚踝放于大腿内侧练习。

进阶动作：左手经腰后抓握右腿大腿处。

辅助练习：辅助者用双脚稳定练习者骨盆，一只手推练习者背部，另一只手推肩膀向后向上扭转。

（二）眼镜蛇扭转式

1. 做法

（1）俯卧。

（2）两手放于胸部两侧，手指尖与肩平齐在一线，肘内收。

（3）吸气，手掌推地，胸部上提，向上伸展脊柱。

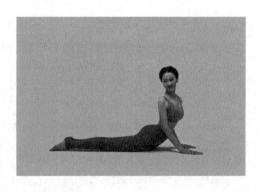

（4）呼气，收下颌，从胸椎开始，带动肩、颈向右侧扭转，目视右后方。

（5）还原至俯卧。（再进行对侧练习）

2. 功效

该体式可强化上肢及背部肌群，改善背部血液循环，缓解腰部不适；可按摩腹内脏，促进消化，灵活脊柱；有助于治疗各种背痛和比较轻微的脊柱损伤。

3. 禁忌

腕关节有伤者不宜练习；腰背部不适者需谨慎练习。

4. 知识拓展

退阶动作：弯曲手肘落垫支撑。

进阶动作：向右扭转时将左手置于右肩；单腿向上抬起。

辅助练习：髋下放置垫子，辅助者可以帮助练习者向后开肩、伸展胸腔。

(三)侧角扭转式

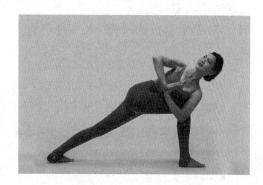

1. 做法

(1)山式站姿。

(2)两脚分开，约两肩半宽，脚尖向前，右脚向右转90°，左脚内收约60°，向右转髋，保持中正。

(3)吸气，屈右膝，左臂经体侧向上伸展。

(4)呼气，屈髋并向右扭转脊柱，同时左腋窝抵右膝外侧，双手合掌，两前臂成一直线，垂直于垫面，目视斜上方。

(5)还原至山式站姿。（再进行对侧练习）

2. 功效

该体式有助于加强躯干两侧、背部与双腿后侧肌肉力量，缓解背部不适，灵活脊柱；可按摩腹部，放松髋关节；可强化内脏器官，改善体态。

3. 禁忌

有高血压等心脏或血液循环问题，可以先练习简易侧角式；颈部有问题，请不要将头部转向面朝上，而是保持颈部与脊椎平行看侧前方，或者看向下，看地板的方向。

4. 知识拓展

退阶动作：若手肘抵不到膝关节外侧，可将手放于脚掌内侧，或左肘置于右膝上。

进阶动作：左手落于右脚外侧，手臂伸直，右臂贴于右耳，伸直右臂。

辅助练习：左手放右脚外侧扶瑜伽砖，右腿下置放瑜伽椅辅助练习。

(四)三角扭转式

1. 做法

(1)山式站姿。

(2)两脚分开，约两肩半宽，右脚向右转90°，左脚内收约60°，向右转髋并保持中正。

（3）吸气，左臂经体侧向上伸展。

（4）呼气，髋屈曲，左手平行置于右脚外侧，扭转脊柱，右臂向上伸展，与左臂成一直线垂直于垫面；目视右手指尖方向。

（5）还原至山式站姿。（再进行对侧练习）

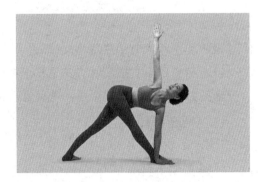

2. 功效

该体式有助于加强躯干两侧、背部与双腿后侧肌肉力量，缓解背部不适，灵活脊柱；可按摩腹部，帮助减少腰围线上的脂肪；可增强脊柱下部的血液循环，滋养脊柱神经。

3. 禁忌

有高血压等心脏或血液循环问题，可以先练习简易版，即手放脚内侧，或手下垫上瑜伽砖；颈部有问题，请不要将头部转向面朝上，而是保持颈部与脊椎平行看侧前方，或者看向下，看地板的方向。

4. 知识拓展

退阶动作：将左手放在左脚里侧或左手放右小腿上。

进阶动作：半月式或反半月式练习。

辅助练习：左手底下垫瑜伽砖练习。

（五）加强扭脊式

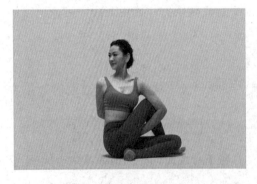 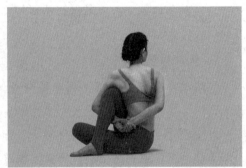

1. 做法

（1）山式坐姿。

（2）吸气，屈右膝，右脚置于左膝外侧，脚尖与左膝成一直线，脚掌踩实地面；屈左膝，左脚置于右臀外侧。

（3）呼气，左手臂经外侧向上延伸，身体向右侧扭转，左腋窝抵住右膝外侧，左手穿过膝窝下方经体后抓握右手腕，背部充分伸展、扭转；转头，目视后方。

（4）吸气，脊柱充分伸展；呼气，扭转时应保持骨盆稳定，臀部压实地面。

（5）还原至山式坐姿。（再进行对侧练习）

2. 功效

该体式有助于加强脊柱的伸展，提高脊柱的稳定性与灵活性；可促进血液循环，按摩腹部；可放松脊椎，使背部肌肉群更富有弹性，预防背痛和腰部风湿病的发生。

3. 禁忌

心脏病或高血压患者谨慎练习。

4. 知识拓展

退阶动作：可双手抓住毛巾，或将左肘关节、左手臂抵住右腿外侧，右手支撑在身体的正后方。

进阶动作：套索式练习。

辅助练习：可在臀部下垫厚的毯子或瑜伽砖；也可以用伸展带辅助双手抓握。

五、平衡类

（一）侧板式

1. 做法

（1）金刚坐姿。

（2）吸气，身体前倾，双手置于肩下方与肩同宽，双臂、大腿垂直于地面，两腿依次向后伸直，脚尖点地，身体成一直线。

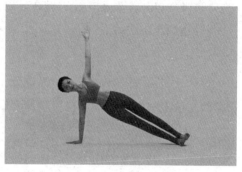

（3）呼气，右手移向两手之间，右臂支撑，身体转向左侧，双脚上下重叠并拢，右脚外侧支撑于地面；同时抬起左臂向上，与右臂成一直线垂直于地面。

（4）头、颈、脊柱、腿保持在一条直线上，并与髋在同一平面，脊柱保持中立，目视前方。

（5）还原至金刚坐姿。（再进行对侧练习）

2. 功效

该体式可强化双臂、双肩、手腕、背部与腿部的肌肉力量；可加强身体平衡能力与协调性，提高核心控制力；可减少侧腰、腿部的多余脂肪，改善腰部曲线。

3. 禁忌

手腕、手肘、肩膀有疾患者，谨慎练习。

4. 知识拓展

退阶动作：将上方脚踩在身体前侧垫面上，或上方手扶髋。

进阶动作：上方手臂贴耳朵伸直，与身体呈一条线，转头看向天花板。

辅助练习：靠墙练习；辅助者在练习者身后辅助保持平衡。

(二)下蹲平衡式

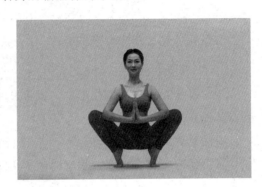

1. 做法

(1)山式站姿。

(2)吸气，两脚分开，略比肩宽，脚尖略向外展，两臂前平举。

(3)呼气，屈膝下蹲，保持骨盆中正，双手合十于胸前，手肘抵住膝关节内侧，向外推动膝关节使髋外展，使两膝与脚尖成一直线，垂直于地面。

(4)吸气，充分延展脊柱，提踵，以脚趾支撑身体，保持平衡；目视前方。

(5)还原至山式站姿。

2. 功效

该体式可提升平衡能力，加强背部、髋部与腿部的肌肉力量；可促使血液回流于盆腔，伸展髋关节；辅助按摩腹部器官。

3. 禁忌

踝关节、膝关节有伤者不宜练习该体式。

4. 知识拓展

退阶动作：不提踵；双臂下垂，指尖轻触垫面。

进阶动作：双臂上举或前平举。

辅助练习：背部靠墙练习或体前放置瑜伽砖，双手放于上面。

(三)鸟王式

1. 做法

(1)山式站姿。

(2)呼气，弯曲左膝，上抬右腿，右大腿的后部叠放于左大腿前侧，右脚尖右腿完全盘绕在左腿上。

(3)吸气，双臂侧平举，右臂上，左臂下，将右肘放在左上臂的前部，将右臂尽

量接近左肘关节处，双手合掌，拇指尖
指向眉心，手指尖与头部同高，延展
脊柱。

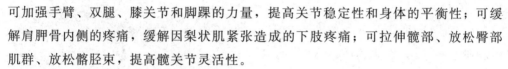

（4）呼气，屈膝下蹲，骨盆中正，双
膝指向正前方。

（5）还原至山式站姿。（再进行对侧
练习）

2. 功效

该体式可以提高专注力与平衡力；
可加强手臂、双腿、膝关节和脚踝的力量，提高关节稳定性和身体的平衡性；可缓
解肩胛骨内侧的疼痛，缓解因梨状肌紧张造成的下肢疼痛；可拉伸髋部、放松臀部
肌群、放松髂胫束，提高髋关节灵活性。

3. 禁忌

下背部、膝关节或髋关节有疾患者，需谨慎练习。

4. 知识拓展

退阶动作：右脚在左脚外侧点地；右脚掌置于左小腿前；双手手背贴合。

进阶动作：左脚起踵。

辅助练习：双手可扶墙练习。

（四）战士三式

1. 做法

（1）山式站姿。

（2）吸气，双臂经体侧向上至头上
合掌。

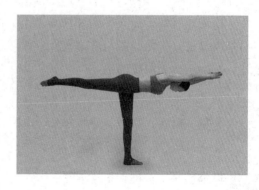

（3）呼气，以髋关节为轴，右腿向后
伸展，带动躯干前屈，使躯干、双腿、
双臂在同一直线上，并平行于垫面，脚
尖向后，骨盆中正，目视下方地面。

（4）还原至山式站姿。（再进行对侧练习）

2. 功效

该体式有助于加强腿部和踝关节稳定性，可帮助提高身体平衡性、提升专注力，
增强核心力量。

3. 禁忌

患有髋关节及膝关节伤病者，需在专业人士指导下练习。

4. 知识拓展

退阶动作：双手叉腰练习。

进阶动作：手臂缠绕呈牛面式手臂或双手背后合掌练习。

辅助练习：双手向前推墙练习。

(五)半月式

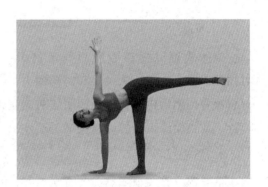

1. 做法

(1)山式站姿。

(2)吸气，两脚分开，约两肩半宽，右脚向左转90°，左脚内收约30°，两臂侧平举。

(3)呼气，屈右膝，躯干向右侧延伸弯曲，右手放在右脚尖前方约30厘米处，右手位于右肩的正下方，右腿充分伸直，左腿抬平伸直与垫面平行，双臂成一条直线并与垫面垂直；转头目视左手方向。

(4)还原至山式站姿。（再进行对侧练习）

2. 功效

该体式有助于提高平衡和协调能力，加强专注力，强化腿部力量，舒展胸部；可伸展脊柱，拉伸侧腰，消除侧腰、臀部、大腿外侧的多余脂肪；可促进消化和排泄，有助于改善肠胃问题。

3. 禁忌

头痛、眼疾、腹泻、静脉曲张、失眠、高血压等患者需谨慎练习。

4. 知识拓展

退阶动作：上侧手扶髋练习。

进阶动作：手指间触地或支撑脚稍起踵练习。

辅助练习：手扶瑜伽砖（可调整瑜伽砖的高度）；背部、髋部贴墙，左腿勾脚，足跟贴墙，左手扶髋，保持身体的稳定；后侧脚掌蹬墙练习。

(六)坐姿抓趾平衡式

1. 做法

(1)山式坐姿。

(2)吸气，屈双膝，大腿贴靠腹部，弯曲手臂，三指抓握大脚趾，腰背自然伸展向上，重心移至尾骨。

（3）呼气，双脚向斜上方蹬出，伸直膝关节，上提胸腔，延展背部，微收腹部，保持身体平衡。

（4）还原至山式坐姿。

2. 功效

该体式有助于增强腹部、背部、髋屈肌群、股四头肌力量，提高身体的平衡能力；可增强腹部器官机能与活力，帮助脊柱恢复活力。

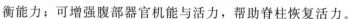

3. 禁忌

腰椎间盘突出或膨出者，需在专业人士指导下进行练习。

4. 知识拓展

退阶动作：屈双膝、双手扶住膝盖两侧或者双臂自然伸展。

进阶动作：将双腿贴向腹、胸、额头；双手环抱小腿或双脚保持高度；双手松开练习。

辅助练习：双腿放于椅子或高凳上；背部放置瑜伽球或轻靠墙练习。

（七）站立抓趾平衡式

1. 做法

（1）山式站姿。

（2）右膝上提，右手从内侧以三指抓握右脚的大脚趾，左手扶髋保持平衡。

（3）吸气，右腿先向前伸直，然后，右臂、右腿向右侧打开，左臂向左打开，掌心向下，身体保持在同一平面，右髋

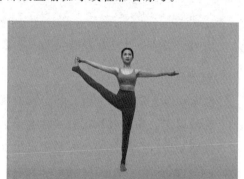

下沉，两肩后展，两臂成一直线伸直平行于地面，骨盆中正，目视前方。

（4）还原至山式站姿。（再进行对侧练习）

2. 功效

该体式有助于提高身体的平衡能力；可提高脚踝稳定性，增强下肢肌肉力量。

3. 禁忌

脚踝、膝关节及腰部有伤痛者，需在专业人士的指导下进行练习。

4. 知识拓展

退阶动作：伸展腿、屈膝练习；左手保持叉腰或扶髋练习。

进阶动作：松开右手，不抓握右脚。

辅助练习：用伸展带辅助，拉住脚掌；靠墙练习，给身体一个支撑点。

(八)侧斜板单腿伸展式

1. 做法

(1)金刚坐姿。

(2)进入斜板式。

(3)呼气，右手移向两手之间，右臂支撑，身体转向左侧，双脚并拢，右脚外侧支撑于地面。

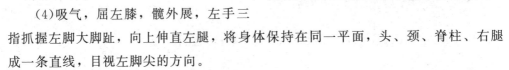

(4)吸气，屈左膝，髋外展，左手三指抓握左脚大脚趾，向上伸直左腿，将身体保持在同一平面，头、颈、脊柱、右腿成一条直线，目视左脚尖的方向。

(5)还原至金刚坐姿。(再进行对侧练习)

2. 功效

该体式有助于增强脊柱伸肌和屈肌肌群力量，提高脊柱的稳定性，加强身体平衡能力；可增强四肢和肩背部肌肉力量。

3. 禁忌

肩膀、肘关节、腰部及膝关节有伤者，需在专业人士指导下进行练习。

4. 知识拓展

退阶动作：左脚掌置于右腿小腿内侧，左手扶髋；右臂屈肘支撑地面。

进阶动作：左手放开左脚同时上举。

辅助动作：背部靠墙获取更多支撑。

(九)趾尖式

1. 做法

(1)山式站姿。

(2)将右脚提至左大腿根部，保持骨盆中正。

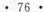

(3)呼气，屈左膝缓慢下蹲，脚跟离地，前脚掌支撑地面，右膝外展打开，与地面保持平行，双手支撑地面保持身体平衡。

(4)吸气，双手在胸前合十，胸腔打开，身体向上伸展，目视前方。

（5）还原至山式站姿。（再进行对侧练习）

2. 功效

该体式可加强核心控制力，增强专注力和平衡感；可增强下肢的血液循环，强健双腿，减少小腿赘肉；有助于促进肠胃的蠕动，预防便秘。

3. 禁忌

膝关节或踝关节受损者不宜练习；血压异常、晕眩症患者需谨慎练习。

4. 知识拓展

退阶动作：双手支撑地面或单手支撑地面。

进阶动作：双臂向上、向两侧伸展或背后反祈祷手位。

辅助练习：足跟下方垫瑜伽砖，辅助身体平稳；双手下方垫瑜伽砖；靠墙练习。

（十）秋千式

1. 做法

（1）全莲花坐姿。

（2）呼气，双手置于身体两侧下压，核心收紧。

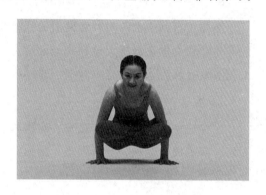

（3）吸气，手臂支撑，核心发力上提臀部，使双腿抬离地面，保持双腿与地面平行，背部充分伸展，目视前方。

（4）还原至全莲花坐姿。

2. 功效

该体式可加强双臂、肩部、腰腹肌群力量；可加强核心力量，提高平衡能力。

3. 禁忌

手腕有伤者、女性生理期不宜练习；腰椎不适者需谨慎练习。

4. 知识拓展

退阶动作：双手半握空心拳支撑地面。

进阶动作：加深上提幅度，使双腿靠近腹腔、胸腔。

辅助练习：双手下方垫瑜伽砖。

六、倒置类

（一）犁式

1. 做法

（1）仰卧。

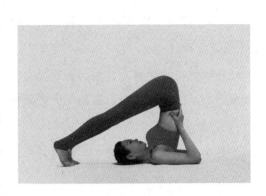

　　(2)吸气,双臂下压,收紧核心,双腿向上抬起落至头顶上方,双腿伸直,脚尖回勾点地,双脚并拢。

　　(3)呼气,屈双肘内收,双手推后背,使背部保持直立,后背展平并垂直于地面,保持自然呼吸。

　　(4)吸气,伸展脊柱、后背。

　　(5)呼气,双臂回落,双膝弯曲,后背缓慢落地,双腿回落。

　　(6)还原至仰卧。

　　2. 功效

　　该体式有助于消除肩膀和两肘的僵硬感,消除腰围线、髋部、腿部的脂肪;能滋养面部和头皮,舒缓大脑和神经的疲劳;刺激血液循环;能使脊柱神经受到滋养、增强和恢复活力,从而减轻背痛、腰部痛;可促进身体的新陈代谢。

　　3. 禁忌

　　患有缺血症、颈椎关节强直、有腹泻症状,或女性生理期不宜练习此体式;患头痛、偏头痛、哮喘、呼吸困难、高血压、身心疲劳者或者体重超标者请在专业人士指导下进行练习。

　　4. 知识拓展

　　退阶动作:双脚倚靠墙面,双腿下放置抱枕、瑜伽砖等,抬高双脚位置,完成练习。

　　进阶动作:双腿夹砖练习或单腿上举。

　　辅助练习:肩部下方垫毛毯,缓解颈椎压力。辅助者可以站于练习者后背,辅助练习者将后背直立并向上伸展。

(二)单腿下犬式

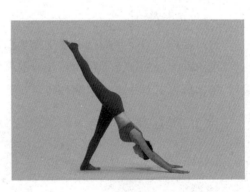

　　1. 做法

　　(1)金刚坐姿。

　　(2)先完成下犬式。

　　(3)吸气,右腿向后、向上抬起,直至与后背在同一平面,脊柱延展,骨盆中正,脚背平展或回勾,左脚掌压实瑜伽垫面。

（4）还原至金刚坐姿。（再进行对侧练习）

2. 功效

该体式可强健背部、手臂肌肉，缓解肩部、背部、髋部、腿部后侧的僵硬，缓解肩背部紧张、酸痛，充分伸展腰背，缓解肌肉疲劳，改善头部供血；有助于提高人体平衡感和协调性；对消化功能的改善也有一定的作用。

3. 禁忌

生理期女性及患有高血压、低血糖、眩晕症者，不宜练习。

4. 知识拓展

退阶动作：下犬式，或屈膝练习。

进阶动作：将抬起的一侧髋关节向外打开；用对侧手去抓抬起一侧的脚尖。

辅助练习：背对墙壁至下犬式，手推瑜伽砖；抬起脚蹬墙；额头下方垫瑜伽砖；将艾扬格墙绳拉于腹股沟处练习。

（三）肩倒立式

1. 做法

（1）仰卧。

（2）吸气，双臂下压，腹部用力，双腿上提直至后背离地，屈手肘内收，与肩同宽，双手推于后背，使躯干、双腿呈一条直线，并与地面垂直，脚尖回勾，下颌内收抵于锁骨，目视脚尖。

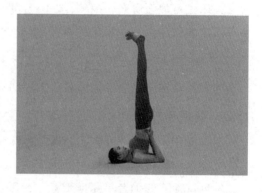

（3）呼气，先屈髋，双脚向后伸但不落地，再有控制地让背、腰、髋、腿回落。

（4）还原至仰卧。

2. 功效

该体式可加强肩部、颈部、核心力量，舒缓肩背部紧张，促进身体血液循环。

3. 禁忌

生理期女性，患有颈椎疾病、高血压、椎间盘突出症者，不宜练习。

4. 知识拓展

退阶动作：单腿肩倒立或微屈膝完成。

进阶动作：将双臂伸直下压地面完成。

辅助练习：辅助者单腿抵于练习者后背，辅助练习者向双脚方向伸展脊柱；背靠墙，单脚或双脚蹬踩墙面；肩部下方垫毛毯，缓解颈椎压力。

(四)单腿肩倒立式

1. 做法

(1)仰卧。

(2)吸气，先完成肩倒立式。

(3)呼气，稳定后将左脚落至头顶上方地面，脚尖踩地，目视上方脚尖，保持自然呼吸。

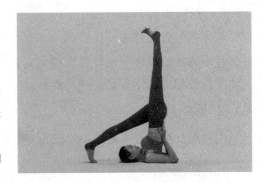

(4)吸气，右脚向上伸展，左脚蹬地。

(5)呼气，先屈髋，双脚向后伸但不落地，再有控制地将背、腰、髋、腿回落。

(6)还原至仰卧。（再进行对侧练习）

2. 功效

该体式可加强肩部、颈部、核心力量；可舒缓肩背部紧张，拉伸腿部后侧，促进身体血液循环。

3. 禁忌

高血压、椎间盘突出症患者，生理期女性不宜练习。

4. 知识拓展

退阶动作：抬高下方脚的高度，可踩于墙面或艾扬格椅上，与地面保持平行。

进阶动作：将双臂伸直，下压地面。

辅助练习：辅助者单腿抵于练习者后背，辅助练习者向双脚方向伸展脊柱、挺直后背；辅助者手扶上方腿，辅助练习者将身体保持平衡、稳定；肩部下方垫上毛毯，缓解颈椎压力。

(五)莲花肩倒立式

1. 做法

(1)仰卧。

(2)呼气，先完成肩倒立式。

(3)弯曲右膝，右脚脚背放于左大腿根部，再弯曲左膝，左脚脚背放于右大腿根部，成全莲花式。

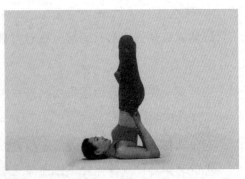

(4)吸气，伸展髋部向上，大腿、躯干呈一条直线，与地面垂直，延展脊柱收下颚，眼看肚脐。

(5)呼气，解开双腿，回到肩倒立式。

（6）还原至仰卧。（再进行对侧练习）

2. 功效

该体式可改善身体血液循环；可灵活髋、膝、踝关节，提高关节灵活性。

3. 禁忌

生理期女性不宜练习；患有颈椎、膝关节疾病者，谨慎练习。

4. 知识拓展

退阶动作：降低盘莲花的深入程度，缓解关节压力。

进阶动作：减小支撑面，将双臂伸直到躯干两侧，锻炼身体核心控制力。

辅助练习：肩部下方垫毛毯，缓解颈椎压力。辅助者通过手法辅助练习者盘入全莲花式。

（六）身腿结合式

1. 做法

（1）仰卧。

（2）吸气，双臂下压，腹部用力抬起双腿、臀部、背部抬离地面，双腿落至头顶上方地面，脚尖回勾点地；屈双肘分开与肩同宽、内收撑地，双手推送上背部保持背部直立。

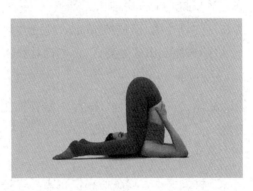

（3）呼气，屈双膝置于双耳旁侧，膝关节、小腿、脚背贴于地面，大小腿呈直角；眼看上方，保持自然呼吸。

（4）吸气，伸直双腿。

（5）呼气，双手落地，控制身体缓慢落地。

（6）还原至仰卧。

2. 功效

该体式可加强颈椎、肩部力量；可辅助按摩腹部，放松背部肌群；可改善血液循环。

3. 禁忌

生理期女性，颈椎病、腰椎间盘突出患者，不宜练习此体式。

4. 知识拓展

退阶动作：小腿下方垫瑜伽砖，垫高双腿。

进阶动作：减少支撑面，双手抓握足跟或环抱大腿。

辅助练习：辅助者辅助练习者下压大臂，帮助练习者稳定身体，也防止身体重心过度向头顶方向倾斜。

七、其他类

(一)牛面式

1. 做法

(1)山式坐姿。

(2)先进入武士坐。(右腿在上)

(3)吸气,右臂经体侧向上举过头顶,屈肘,右手掌心贴于后背,同时左臂经体侧打开向后旋绕,屈双肘,双手在背后相扣,上方肘与头、颈呈一直线,脊柱延伸,臀部两侧均匀着地,保持骨盆中立;抬头,目视前方。

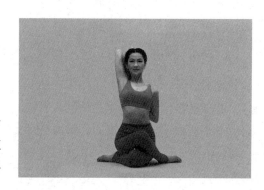

(4)还原至山式坐姿。(再进行对侧练习)

2. 功效

该体式可伸展脊柱、胸腔,使背部更为挺直;可灵活肩关节,缓解肩部僵硬、酸胀;促进下肢血液循环。

3. 禁忌

颈椎、腰椎、肩颈处有伤病者,需在专业人士指导下练习。

4. 知识扩展

退阶动作:用左手向中牵拉右手肘,尝试单边练习。

进阶动作:双手扣紧,双肘向脊柱方向靠近;双手互相抓住手腕。

辅助练习:臀部下方垫瑜伽砖或毛毯练习,缓解双腿压力;可以通过抓握伸展带靠近双手;辅助者辅助练习者将双手在背后相扣。

(二)叩首式

1. 做法

(1)金刚坐姿。

(2)呼气,髋屈曲,腹部贴于大腿前侧,前额触地,双手抓握小腿。

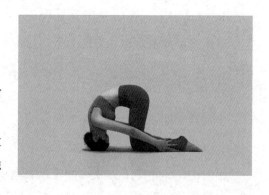

(3)吸气,重心前移,抬起臀部,大腿垂直于地面,头部向后滚动至头顶触地。保持自然呼吸。

(4)还原至金刚坐姿。

2. 功效

该体式可增强核心、颈部肌群力量；按摩头部，促进头部的血液循环。

3. 禁忌

患有高血压、眩晕症或头部有外伤者不宜练习。

4. 知识扩展

退阶动作：屈肘，使手肘关节落地。

进阶动作：双手向后伸直，平行于地面。

辅助练习：辅助者双手辅助在练习者髋部，帮助练习者重心稳定。

(三)战士一式

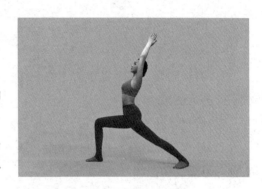

1. 做法

(1)山式站姿。

(2)双脚分开约 2 倍肩宽，保持双脚平行，脚趾朝前。

(3)吸气，双臂上举过头顶，双手头顶合十，肘关节伸直，身体随右脚向外转动 90°，左脚向内(向右)转动 60°。

(4)呼气，屈右膝至 90°，右膝关节和脚踝在同一直线上，膝关节在脚踝正上方，保持左腿伸直，确保重心落在双腿中间，抬头目视指尖，保持自然呼吸。

(5)呼气，还原至山式站姿。（再进行对侧练习）

2. 功效

该体式可强健背部、腹部、双腿肌肉，拉伸小腿和跟腱；可缓解颈部、肩部、背部、髋部、腿部前侧的肌肉紧张；辅助改善背痛、腰痛和坐骨神经痛。

3. 禁忌

髋部、膝关节处有伤病者，需在专业人士指导下练习。

4. 知识拓展

退阶动作：双手扶髋或推墙面。

进阶动作：双手之间夹瑜伽砖或用弹力带。

辅助练习：辅助者双手辅助在练习者髋部，帮助练习者保持髋部中正；在辅助者指导下，可用瑜伽椅辅助练习。

（四）虎式

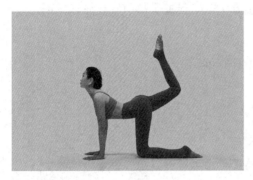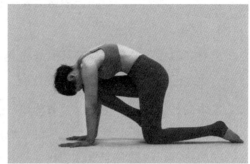

1. 做法

（1）金刚坐姿。

（2）身体前倾，两手置于肩下方，指尖与肩对齐，两膝分开与髋同宽，脊柱逐节伸展，扩展胸腔。

（3）吸气，伸直右腿向后、向上抬起，右脚掌与枕骨相对，保持骨盆中立。

（4）呼气，屈右膝、内收、屈髋，逐节拱背，低头使鼻尖与左膝相触，目视肚脐方向，可重复动态练习。

（5）还原至金刚坐姿。（再进行对侧练习）

2. 功效

该体式可改善脊柱灵活性；可放松肩颈，增强手臂、腿部及臀部肌肉力量；可减少髋部、腰腹部、大腿区域脂肪。

3. 禁忌

患有高血压、心脏病或循环问题者，需在专业人士指导下进行练习。

4. 知识拓展

退阶动作：可将右腿伸直向后，双手支撑练习。

进阶动作：左脚尖回勾蹬地，膝关节离开地面约10厘米，保持悬空练习虎式，提升身体的核心控制力和平衡感。

辅助练习：辅助者双手辅助在练习者双肩，帮助练习者保持肩部、胸腔舒展、打开；将毛毯或瑜伽垫垫于膝关节下方，缓解膝关节压力。

（五）拉弓式

1. 做法

（1）山式坐姿。

（2）双手大拇指、食指、中指勾住双脚大脚趾。

（3）吸气，右腿保持伸展，弯曲左肘、左膝的同时提拉左脚贴近左耳，左肩应下沉；左臂拉向肩部向后，目视前方。

（4）还原至山式坐姿。（再进行对侧练习）

2. 功效

该体式可改善髋关节的灵活性，减少腰腹部、大腿脂肪堆积；可缓解肩背部紧张、僵硬。

3. 禁忌

腰部、膝关节有伤者，需在专业人士指导下练习。

4. 知识拓展

退阶动作：向后牵拉幅度降低，在身体可接受范围内练习。

进阶动作：增加向后牵拉幅度，充分打开身体。

辅助练习：臀部下方垫瑜伽砖，右手通过伸展带拉到右脚，缓解前屈压力；辅助者单脚抵于练习者后背，右手压于其右大腿面，防止重心后移或屈膝，左手辅助其左腿向后牵拉、打开。

第五节　哈他瑜伽高级体式

一、前屈类

（一）龟式

1. 做法

（1）山式坐姿。

（2）双腿分开约 2 倍肩宽，微屈双膝，躯干前屈，双臂由膝下穿过，向斜后方伸展，掌心向下，脊柱伸展。

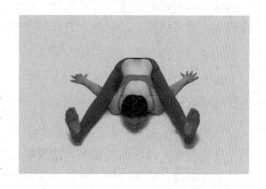

（3）呼气，加深前屈，下巴触地，双腿伸直，脚尖向上，保持自然呼吸。

（4）吸气，延展脊柱，身体直立。

（5）还原至山式坐姿。

2. 功效

该体式可加强双腿、腰背部肌肉的伸展，增加双腿柔韧性；灵活髋关节、脊柱，滋养脊柱神经；按摩腹内器官，辅助改善尿频、胃胀气；稳定情绪，使内心安宁。

3. 禁忌

腰椎、膝关节不适者，谨慎练习。

4. 知识拓展

退阶动作：双脚之间距离放宽或微屈膝练习；或进入坐角式。

进阶动作：可将双脚置于颈后，双脚脚踝交叉，进入卧龟式。

辅助练习：臀部或双脚下方垫瑜伽砖，加大前屈伸展的空间。

(二)半莲花捆绑前屈式

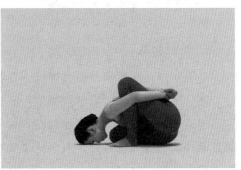

1. 做法

(1)山式坐姿。

(2)屈右膝，右脚置于左大腿根部；屈左膝，足跟贴近同侧坐骨，距右膝约一拳的距离，脚掌踩地。

(3)吸气，左臂经体侧向上伸展，经左膝内侧，手臂内旋，掌心向外置于腰部，左手经体后抓握右手腕；胸腔上提，延展脊柱。

(4)呼气，髋屈曲，额头触地。

(5)还原至山式坐姿。（再进行对侧练习）

2. 功效

该体式可延展脊柱，缓解背部不适；可按摩腹部，促进消化；促进骨盆区域血液循环；可灵活踝、膝、髋、脊柱、肩关节，缓解身体僵硬。

3. 禁忌

膝关节不适者需在专业人士指导下练习。

4. 知识拓展

退阶动作：可屈右膝，将右脚置于地面，靠近会阴处进行练习。

进阶动作：加深前屈幅度，使腹腔、额头靠近垫面。

辅助练习：双手之间可借助伸展带练习。

(三)闭莲式

1. 做法

(1)全莲花坐姿。

（2）呼气，双肩后展，双臂在体后交叉，身体前倾，两手依次抓握同侧脚的大脚趾。

（3）吸气，延展脊柱，躯干直立，目视前方。

（4）还原至莲花坐姿。（再进行对侧练习）

2. 功效

该体式可灵活四肢关节，扩展胸腔，伸展背部。

3. 禁忌

膝关节不适者谨慎练习。

4. 知识拓展

退阶动作：可将双手于身后互抱手肘；解开双腿呈半莲花式；可退回到瑜伽身印式。

进阶动作：可尝试双手抓住双脚脚踝。

辅助练习：双脚脚掌于双手之间可借助伸展带练习。

（四）站立单腿前屈式

1. 做法

（1）山式站姿。

（2）吸气，双臂经体侧向上至头上方。

（3）呼气，髋屈曲，双手置于双脚两侧。

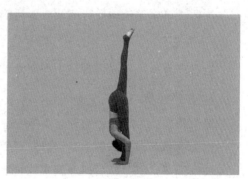

（4）吸气，右腿向后、向上抬起至双腿呈一条直线垂直于地面，骨盆保持中立，脚尖向上，腹、胸、额贴于左腿前侧。

（5）还原至山式站姿。（再进行对侧练习）

2. 功效

该体式可增进身体的平衡、协调及专注能力；可拉伸腿部及背部肌群；可增强腿部肌肉，并减少臀部的脂肪。

3. 禁忌

女性生理期、高血压患者不宜练习；低血压者谨慎练习。

4. 知识拓展

退阶动作：可适当缩小双腿间的角度。

进阶动作：尝试双手抓住脚踝。

辅助练习：双脚脚掌于双手间可借助伸展带练习。

(五)站立龟式

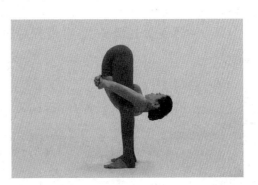

1. 做法

(1)山式站姿。

(2)吸气，双脚分开，略比肩宽，双臂经体侧向上伸展至头顶上方。

(3)呼气，髋屈曲，双臂、双肩、头部经双腿中间向后穿出；双手经大腿后侧向外环抱后腰部并相扣，收腹，伸直双膝；目视肚脐方向。

(4)吸气，双手松开，上身缓慢直立。

(5)还原至山式站姿。

2. 功效

该体式可较强地伸展背部及双腿后侧肌群，大幅度屈髋可按摩腹部脏器。

3. 禁忌

患有高血压、心脏病者及生理期女性谨慎练习。

4. 知识拓展

退阶动作：可将双手松开，十指在体后交扣，呈双角式。

进阶动作：在此基础上呈仰卧，双腿做绕头式。

辅助练习：双手背后抓伸展带或将双手打开，靠紧墙壁练习。

(六)坐姿单腿绕头式

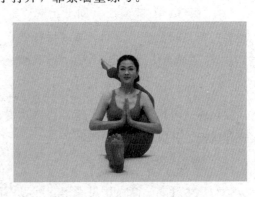

1. 做法

(1)山式坐姿。

(2)自然呼吸，屈左膝，髋外展，双手抓左脚置于颈后侧。

(3)吸气，背部挺直，双手在胸前合掌；抬头，目视前方。

(4)呼气，两手抓左脚还原落下。

(5)还原至山式坐姿。(再进行对侧练习)

2.功效

该体式可助于灵活髋关节，强化脊柱，增强背部肌群力量。

3.禁忌

患有颈椎病者及髋关节不适者谨慎练习。

4.知识拓展

退阶动作：左腿于身体左侧伸直，右手经颈后侧抓握左脚。

进阶动作：手臂支撑，抬起腿部，右脚伸直向前上方伸展，进入单腿绕头支撑式。

辅助练习：屈膝将小腿抱于胸前，伸展梨状肌。

(七)双腿绕头合十式

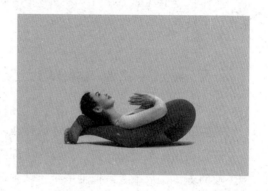

1.做法

(1)山式坐姿。

(2)自然呼吸，屈右膝，髋外展，双手抓左脚置于颈后侧，双手置于臀部两侧支撑。

(3)仰卧，以同样方式，将右脚置于颈后，双脚踝交叉，双手在胸前合掌；目视前方。

(4)还原至山式坐姿。

2.功效

该体式可助于灵活髋关节，按摩腹部，强壮大腿及背部肌群。

3.禁忌

患有颈椎病者及髋关节不适者谨慎练习。

4.知识拓展

退阶动作：可将双腿分开，屈双膝并贴住身体侧面，双手经内侧抱住足跟。

进阶动作：手臂举过头顶。

辅助练习：在坐角式的基础上，在双脚下侧垫瑜伽砖，增强髋关节伸展性。

(八)卧龟式

1.做法

(1)山式坐姿。

(2)吸气，脊柱延展。

（3）呼气，屈右膝，髋外展，两手抓住左脚置于颈后侧，再将右脚置于颈后，双脚踝交叉；双手支撑地面，屈肘，前额触地，双手内旋在背后相扣。

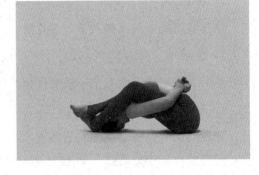

（4）自然呼吸，双手、双脚依次打开。

（5）还原至山式坐姿。（再进行对侧练习）

2. 功效

该体式可增强髋、膝、踝关节灵活性；强壮大腿及背部肌群；有助于增强消化系统、生殖系统与排泄系统的功能。

3. 禁忌

背部、髋关节不适者，谨慎练习。

4. 知识拓展

退阶动作：双手打开置于身体两侧或做龟式。

进阶动作：将十指相扣，调整为手抓脚腕。

辅助练习：双手背后抓伸展带，增强肩关节灵活性。

二、后展类

(一)全镜蛇式

1. 做法

（1）俯卧。

（2）双脚分开，双手放于胸腔两侧，指尖朝前，颈部延伸。

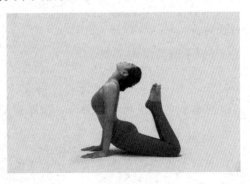

（3）吸气，双手推地，肩膀向后旋，肩胛向中间收，背部发力，脊柱向后延展，胸腔展开，腹部内收，延展腰椎。

（4）呼气，屈双膝，脚掌与头顶相触，目视上方。

（5）还原至俯卧。

2. 功效

该体式可拉伸腹部，大腿前侧肌群；可强化上背部肌群，改善背部、颈部肌肉的紧张、僵硬。

3. 禁忌

手腕、腰椎不适者，谨慎练习。

4. 知识拓展

退阶动作：降低脊柱向后伸展幅度，如进入上犬式。

进阶动作：加深后弯幅度，打开胸椎段继续向后延展，脚掌完全贴于头顶。

辅助练习：手推瑜伽砖，转肩向后，激活背部力量，充分展开髋部；辅助者站于练习者后侧，双膝辅助下压练习者小腿，双手辅助练习者双肩、脊柱向后伸展。

(二)单手鸽王式

1. 做法

(1)金刚坐姿。

(2)先完成简易鸽式。

(3)吸气，躯干向右侧转动，弯曲右膝，右手反手抓握右脚脚掌，转动肩、肘向上，躯干转向正前方，骨盆中立左手智慧手印向上伸展，脊柱向后伸展，眼看左手。

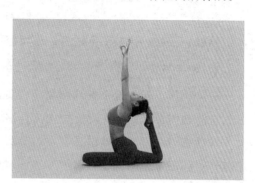

(4)还原至金刚坐姿。（再进行对侧练习）

2. 功效

该体式可拉伸臀部和腿部肌群；灵活肩、髋、膝、踝关节，柔软脊柱。

3. 禁忌

有眩晕症或肩关节、腰椎不适者，需在专业人士指导下练习。

4. 知识拓展

退阶动作：将腿回落，双臂侧平举打开，进入云雀式。

进阶动作：脊柱、头部充分向后伸展，头顶靠近脚掌心。

辅助练习：可以将伸展带套在右脚踝，右手牵拉伸展带；辅助者辅助练习者右手抓握右脚，并转肩向后，充分伸展胸腔，辅助练习者完成动作练习。

(三)单腿鸽王式

1. 做法

(1)金刚坐姿。

(2)先完成神猴式；躯干微向右转，弯曲右膝，右手向后抓握右脚，转动肩、肘向上，躯干转向前方。

(3)吸气，左手向后抓握右脚，脊柱充分后展，头顶靠近右脚脚心，目视上方，保持自然呼吸。

(4)还原至金刚坐姿。(再进行对侧练习)

2. 功效

该体式可灵活肩宽关节,灵活脊柱,缓解肩背肌肉紧张,可伸展腿部肌群,美化腿部线条。

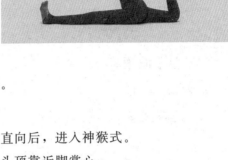

3. 禁忌

颈椎、腰椎、膝关节不适者,谨慎练习。

4. 知识拓展

退阶动作:双手置于臀部两侧,右腿伸直向后,进入神猴式。

进阶动作:脊柱、头部充分向后伸展,头顶靠近脚掌心。

辅助练习:可以将伸展带套在右脚踝,双手牵拉伸展带,缓减肩部、腰背部的紧张;臀部下方垫瑜伽砖,缓解双腿伸展压力。

(四)单腿轮式

1. 做法

(1)仰卧。

(2)先进入轮式。

(3)吸气,将左脚移动至双脚中间,屈右膝抬右腿向上,保持骨盆中立,缓慢伸直右腿向上;保持腹部收紧,保护腰椎。

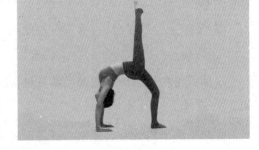

(4)呼气,还原至仰卧。(再进行对侧练习)

2. 功效

该体式可增强手臂、双腿和脊柱的力量;可伸展双肩、柔韧脊柱,增加身体活力,改善不良体态。

3. 禁忌

患有腰椎间盘突出、膨出等症状的练习者,请在专业人士指导下进行练习。

4. 知识拓展

退阶动作:双脚回落至地板,进入轮式保持。

进阶动作:在进入单腿轮式基础上,上抬同侧手臂指向天花板。

辅助练习:辅助者可以站在练习者前面,并用双手从两侧托住肩胛区域。

（五）蛙式二式

1. 做法

（1）俯卧。

（2）下颌触地，屈右膝，右手外旋向后抓握右脚，旋转右肩使右肘关节朝向前方。

（3）屈左膝，左手虎口向下，抓握左脚背，屈左肘并使肘关节向上，将左脚向下压至左臂外侧。

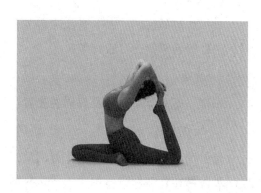

（4）吸气，头和胸部抬离地面。

（5）呼气，向后展，右臂上举拉动右腿向上伸展，同时左手进一步将左脚压向臀部左侧地面，目视正前方。

（6）还原至俯卧。（再进行对侧练习）

2. 功效

该体式可增强脊柱的伸展，使身体更加柔软；可按摩腹部，促进腹部的血液循环，改善消化功能；缓解肩关节僵硬，促使肩胛骨得到更完全的伸展与激活；伸展髋膝关节，强化下肢肌群，有助于缓解因风湿或痛风引起的膝关节疼痛。

3. 禁忌

脚踝、膝关节及腰部有伤痛者，需在专业人士指导下进行练习。

4. 知识拓展

退阶动作：可退回至弓式练习。

进阶动作：可将上方脚心贴向头顶，增加胸椎伸展幅度。

辅助练习：双手抓握脚趾不便时，可以采用瑜伽绳进行辅助练习；可在腹部、髋部下方垫毛毯，减轻这些区域的压力。

（六）双手鸽王式

1. 做法

（1）金刚坐姿，进入简易鸽式。

（2）吸气，屈左膝，左手反手抓握左脚，转肩，左肘指向上方。

（3）呼气，右臂上抬并经头顶，抓握左脚。

（4）吸气，胸腔上提，脊柱后展，骨盆保持中正，脚尖触碰头部后侧。

（5）还原至金刚坐姿。（再进行对侧练习）

2. 功效

该体式可促进骨盆区域的血液循环，调理泌尿系统功能；增进健康水平；拉伸颈部、肩膀区域肌肉；促进甲状腺激素的分泌等，增强身体活力。

3. 禁忌

腰椎、颈椎有伤病者，需在专业人士指导下进行练习。

4. 知识拓展

退阶动作：双手换为单手抓握脚趾，进行单手鸽王式练习。

进阶动作：胸腔上提，头部后仰，头顶百会贴靠脚心。

辅助练习：双手抓握不住脚趾，可选择瑜伽伸展带进行辅助练习，或将瑜伽砖垫于臀部下方。

（七）双手鸽王二式

1. 做法

（1）金刚坐姿。

（2）先进入骑马式。

（3）吸气，伸展左臂向上。

（4）呼气，左臂外旋，左手抓握左脚，转肩，左肘指向上方。

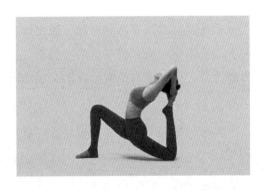

（5）吸气，右臂向前上方伸展，屈右肘抓握左脚，胸腔上提，脊柱后展，以头顶触脚，目视前方。

（6）还原至金刚坐姿。（再进行对侧练习）

2. 功效

该体式可伸展膝、髋、脊柱和肩关节，增加这些部位的灵活性；可按摩腹内脏器，辅助改善尿频、胃胀气等。

3. 禁忌

腰椎、膝关节不适者及肩周炎患者，需在专业人士指导下进行练习。

4. 知识拓展

退阶动作：左脚背落地，手臂向后打开，进入新月式保持住。

进阶动作：加深后弯幅度，使头脚间距离缩短。

辅助练习：可将弹力带放于后侧脚踝处，辅助完成。

(八)满弓式

1. **做法**

(1)俯卧。

(2)头、胸部向上抬起；屈右膝，右臂向后外旋，右手虎口向下抓握右脚趾尖，转肩、手肘向上；屈左膝，同样方式抓左脚，转肩手肘向上，双手、双腿同时向上伸展，胸腔上提。

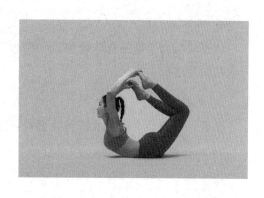

(3)呼气，脊柱充分后展，直至手与脚抬升到舒适高度，抬头，目视前上方。

(4)还原至俯卧。

2. **功效**

该体式可伸展肩关节、髋关节，使脊柱更富有弹性；可按摩腹内脏器，改善消化功能。

3. **禁忌**

腰椎、膝关节不适者，需在专业人士指导下进行练习。

4. **知识拓展**

退阶动作：可保持在弓式。

进阶动作：加深后弯幅度，使胸腔较大程度离开垫面，缩小头和脚之间的距离。

辅助练习：抱枕放在腹部前侧，胸腔上提，保持脊柱伸展，抓不到脚踝可用伸展带；瑜伽砖分别放在腹部和大腿前侧，双手从两侧抓同侧脚踝，身体前后侧同时向上抬高；伸展带套住脚踝，双手向上拉高，手脚力量对抗，打开腋窝、胸腔和髋部。

(九)束轮式

1. **做法**

(1)仰卧。

(2)吸气，先完成轮式，依次屈双肘，头顶触地，双手十指交叉抱头，肘关节内收。

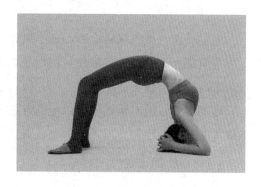

(3)呼气，抬高肩膀，同时也提升胸部、躯干、臀部、大腿和小腿，足跟抵住地面，保持自然呼吸。

(4)还原至仰卧。

2. 功效

该体式有助于增强脊柱弹性，拉伸腹部肌群，增强肩关节灵活度；可辅助缓解尾骨区域的疼痛。

3. 禁忌

腰椎、膝关节不适者及肩周炎患者，需在专业人士指导下进行练习。

4. 知识拓展

退阶动作：双手支撑，进入束轮式。

进阶动作：加深后弯幅度，使腹腔、胸腔向上顶高；或进行单腿书轮式练习。

辅助练习：可使用艾扬格椅进行练习；辅助者用双手托住肩胛骨或背部。

（十）双腿内收直棍式

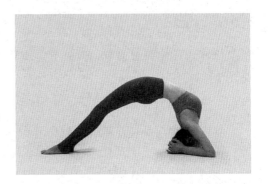

1. 做法

（1）仰卧。

（2）先进入书轮式。

（3）呼气，双腿依次伸直，双脚并拢，膝关节内收，胸腔打开。

（4）还原至仰卧。

2. 功效

该体式有助于使脊柱保持健康，增强脊柱弹性，缓解脊柱压力，促进血液循环；练习者也会感受到头倒立式的功效；可辅助缓解尾骨区域的疼痛。

3. 禁忌

腰椎、膝关节不适者及肩周炎患者，不宜练习。

4. 知识拓展

退阶动作：可将双腿收回，进入束轮式；或伸直手臂，收回双腿，进入束轮式。

进阶动作：充分抬高肩膀，同时也提升胸部、躯干、臀部、大腿和小腿；从盆骨到脚踝伸直双腿；足跟抵住地面，保持这个体式1～2分钟。

辅助练习：把双脚抵着墙，辅助者按压双肘，或在艾扬格椅上进行练习，直到双脚与头之间的距离得到适当调整，双腿伸直，双脚并拢。

（十一）单腿束轮式

1. 做法

（1）仰卧。

（2）吸气，先完成束轮式。

（3）呼气，左腿垂直向上抬起，与瑜伽垫面垂直。

（4）吸气，胸腔上提，脊柱保持伸展，同时骨盆保持中立。

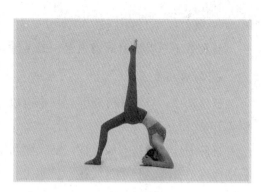

（5）还原至仰卧。（再进行对侧练习）

2. 功效

该体式可增强脊柱弹性，可伸展后背与腿部肌群，缓解脊柱压力，促进血液循环。

3. 禁忌

腰椎、膝关节不适者及肩周炎患者，不宜练习。

4. 知识拓展

退阶动作：双膝伸直，双脚并拢，肘关节内收，进入束轮式。

进阶动作：可把双腿向上摆到头倒立式，然后放低双腿回到垫面。

辅助练习：辅助者可托住练习者腰部、背部。

（十二）全骆驼式

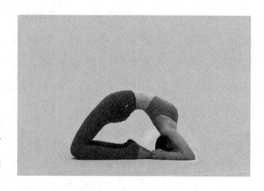

1. 做法

（1）金刚坐姿。

（2）吸气，进入骆驼式。

（3）呼气，身体后展双手依次向上、向后，放在脚后方的地面上，依次屈肘使前臂触地，手握双脚，头顶置于双脚之间的地面上。

（4）吸气，收紧臀部，伸展整个脊柱，弯曲双肘。

（5）呼气，抓住脚趾，把双肘放到地面上，伸展大腿肌肉使骨盆区域抬起。逐渐地把双手贴近双脚足跟，头移向双脚，用双手抓住双脚，再把头顶放在脚底上。

（6）还原至金刚坐姿。

2. 功效

该体式可调节增强整个脊柱区域的血液循环，伸展胸椎，缓解腰背酸痛，增强背部力量，改善圆肩驼背；伸展大腿前侧、腹股沟，使脚踝变强健，提高身体的柔韧性，对神经系统很有益处。

3. 禁忌

膝关节不适者及肩周炎患者，谨慎练习。有严重腰部和脊椎病患者慎做此式。

4. 知识拓展

退阶动作：脊柱充分延伸，头不可以过度后仰，两肘触地，与肩同宽，可从骆驼式开始。

进阶动作：双脚双膝并拢，使大腿与地面垂直，呼气，把身体向后弯，双臂过头朝向脚的方向，把手掌放在脚后跟上，并抓住，脊柱进一步向后伸展，双肘弯曲放在地面上。

辅助练习：面朝墙，双膝跪地，大腿面贴墙，双手扶脚后跟，髋有力地向前推，胸腔上提，微收下巴，颈部后侧有力延展；或双腿夹瑜伽砖，激活双腿内侧肌肉，双腿主动内旋，臀部与下腰背保持舒展，旋肩向后，手推脚掌。

(十三) 飞轮式

1. 做法

(1) 仰卧。

(2) 吸气，先完成束轮式。

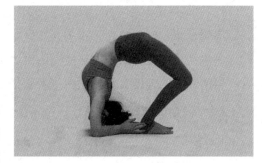

(3) 吸气，屈肘使前臂、头顶触地，肘关节内收。双脚向头部贴近，双脚靠近双手，有余力的双手抓握双脚踝。双脚和双肘向地面下压，伸展肩、胸和大腿，保持自然呼吸。

(4) 还原至仰卧。

2. 功效

该体式可以锻炼背部肌肉、放松颈部、伸展肩部，增强脊柱的柔韧性；增强手臂和腿部的力量，使身体前侧得到伸展，促进血液循环。

3. 禁忌

腰椎严重不适者和脊椎病患者，不宜练习；膝关节不适者及肩周炎患者，需在专业人士指导下练习。

4. 知识拓展

退阶动作：双手与双脚之间保留一定距离进行练习；也可以踮起脚跟练习。

进阶动作：将肩、胸、脊柱充分伸展、打开，脚跟靠近头部。

辅助练习：用伸展带固定大臂练习。

(十四)单腿飞轮式

1. 做法

(1)仰卧。

(2)吸气，先完成飞轮式。

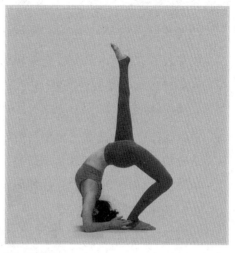

(3)呼气，调整身体重心，伸左腿向上，垂直于地面，脊柱、胸腔充分伸展、打开，髋部上提，微抬头，保持自然呼吸。

(4)还原至仰卧。(再进行对侧练习)

2. 功效

该体式可以使双肩灵活，增强脊柱的柔韧性；增强手臂和腿部的力量，使身体前侧得到伸展。

3. 禁忌

腰椎有伤病者，不宜练习。

4. 知识拓展

退阶动作：上方腿可选择屈膝或踩墙练习。

进阶动作：右脚脚跟靠近头部。

辅助练习：辅助者帮助练习者上方腿伸直并保持稳定。

三、侧弯类

(一)侧鸽式

1. 做法

(1)金刚坐姿。

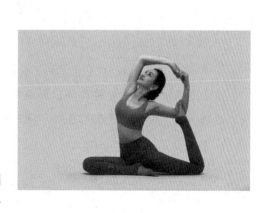

(2)身体前倾，两手置于双肩下方，左腿向后伸展压实地面，臀部侧坐落地，右膝指向正前方，身体微左转。

(3)呼气，屈左膝，将左脚置于左侧肘窝处，两膝关节在一直线上，双手于体前相扣，双臂屈肘平行于地面。

(4)吸气，双臂上抬绕至头后，头转向左侧，目视前方，保持自然呼吸。

(5)还原至金刚坐姿。(再进行对侧练习)

2. 功效

该体式有助于增加腰椎和胸椎的活力；伸展大腿和脚踝；增强骨盆区域的血液

循环。

3. 禁忌

骶骨关节、脚踝、膝盖存在损伤或疼痛者，谨慎练习；腰椎、肩关节活动受限者，需在专业人士指导下练习。

4. 知识拓展

退阶动作：将左脚置于左侧肘窝处，双臂屈肘平行于地面练习。

进阶动作：胸腔、脊柱增加向侧伸展的幅度。

辅助练习：双手在胸前抓住伸展带，或双手在头顶抓住伸展带。

(二)海狗式

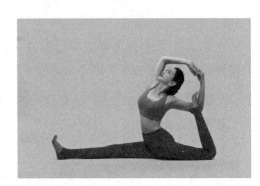

1. 做法

(1)金刚坐姿。

(2)身体前倾，双手置于肩下方，双臂、大腿垂直于地面。

(3)吸气，右腿向前移至两手之间，左腿保持原地不动，右足跟向前滑动，至臀部落地。

(4)呼气，上体微左转，屈左膝，左脚置于左侧肘窝处，双手于体前相扣，双前臂端平成一直线。

(5)吸气，两臂上抬绕至头后，脊柱立直，伸直腿，勾脚尖，目视上方，保持自然呼吸。

(6)还原至金刚坐姿。（再进行对侧练习）

2. 功效

该体式有助于强化脊柱神经；可消除背部的酸痛感，伸展并放松了腰部、腹部、肩部的肌肉，帮助减少腰腹部脂肪；同时补养和增强腹部肌肉，有利于消化系统。

3. 禁忌

膝关节有损伤或疼痛者，谨慎练习；腰椎不适者，需在专业人士指导下练习。

4. 知识拓展

退阶动作：臀部下方垫瑜伽砖练习。

进阶动作：前侧脚下方垫瑜伽砖练习。

辅助练习：用伸展带辅助练习。

(三)扭头触膝式

1. 做法

(1)山式坐姿。

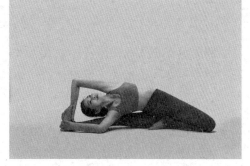

(2)吸气，屈左膝，髋外展，足跟靠近会阴，左腿向左侧打开与躯干在同一平两臂侧平举。

(3)呼气，躯干向右侧屈，右手外旋，虎口向下，抓握右脚；右肘置于右腿内侧，左臂向上伸展，左手抓握右脚，身体向左上方扭转，脊柱延展，目视上方，保持自然呼吸。

(4)还原至山式坐姿。（再进行对侧练习）

2. 功效

该体式有助于灵活脊柱、拉伸两侧躯干、缓解背部不适、按摩腹部；有利于改善消化系统功能；可使骨盆区域得到伸展，促进血液循环。

3. 禁忌

膝关节有损伤或疼痛者，不宜练习。

4. 知识拓展

退阶动作：右手放于右腿上，左手带动身体向右侧伸展度。

进阶动作：右脚下方垫瑜伽砖练习。

辅助练习：臀部下方垫瑜伽砖练习。

(四)门闩式

1. 做法

(1)金刚坐姿。

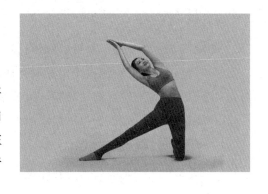

(2)吸气，抬起臀部呈跪立姿势，将右腿向右侧打开，膝盖伸直，脚尖指向正右方，足跟与左膝在一条直线上，左大腿垂直于地面，双臂经侧向上合掌于头顶，延展脊柱。

(3)呼气，身体向右侧屈，躯干向侧靠近右腿，保持身体在同一个平面，目视上方，保持自然呼吸。

(4)还原至金刚坐姿。（再进行对侧练习）

2. 功效

该体式可使骨盆区域得到伸展，促进血液循环；可强化脊柱神经，缓解背部的酸痛感，伸展并放松腰、腹、肩部的肌肉；伸展腿部肌群，缓解腿部僵硬。

3. 禁忌

膝关节有损伤或疼痛者，不宜练习；腰椎间盘突出、脊柱侧弯、脊柱关节炎患者，需在专业人士指导下练习。

4. 知识拓展

退阶动作：可单臂向侧伸展练习。

进阶动作：可双手夹瑜伽砖练习。

辅助练习：支撑腿下方垫毛毯，面对墙练习。

四、扭转类

(一)套索式

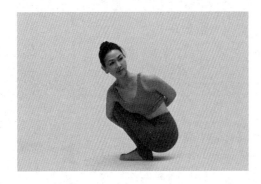 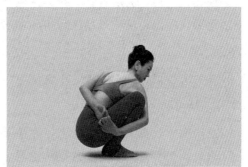

1. 做法

(1)山式站姿。

(2)吸气，屈膝下蹲，双臂经两侧打开。

(3)呼气，身体向左侧扭转，右腋窝抵住左膝外侧，右臂内旋、屈肘向后，左臂内旋向背后伸展，双手在背后相扣，目视左侧，保持自然呼吸。

(4)还原至山式站姿。(再进行对侧练习)

2. 功效

该体式可以增强脚踝的力量和弹性；灵活脊椎、双肩，增加关节活动度；按摩腹部器官，减少腹部脂肪，有助于改善消化功能。

3. 禁忌

双膝、肩关节、脚踝有伤者，谨慎练习。

4. 知识拓展

退阶动作：双手抓握时，用伸展带辅助练习。

进阶动作：双手在背后可以拉住手腕练习。

辅助练习：足跟下垫瑜伽砖练习。

(二)双角扭转式

1. 做法

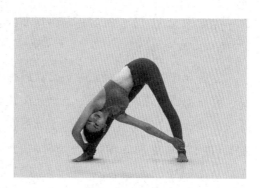

(1)山式站姿。

(2)两脚分开，约两肩宽，脚尖向前。

(3)吸气，两臂侧平举，脊柱延展。

(4)呼气，髋屈曲，身体前屈向下，右手抓握左脚踝，左手抓握右脚踝；扭转时将双肩、背部靠向右腿，目视上方，保持自然呼吸。

(5)还原至山式站姿。(再进行对侧练习)

2. 功效

该体式可以按摩内脏器官，强化其功能；增强脊柱弹性及柔韧性，缓解肩、背部僵硬、疼痛。

3. 禁忌

腰椎间盘突出者，谨慎练习。

4. 知识拓展

退阶动作：右手抓左脚脚踝，左手扶髋或向上伸展练习。

进阶动作：增加双腿之间距离，双手向下抓握至足跟练习。

辅助练习：双手抓握双脚时，用伸展带辅助练习。

(三)扭转倒立式

1. 做法

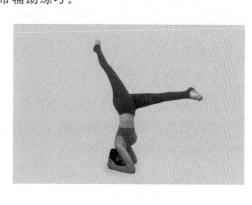

(1)金刚坐姿。

(2)吸气，先完成头肘倒立。

(3)吸气，两腿前后分开，保持平衡。

(4)呼气，以腰部为轴，双腿向左侧扭转90°，绷脚背，双臂主动发力推身体向上伸展，保持自然呼吸。

(5)还原至金刚坐姿。(再进行对侧练习)

2. 功效

该体式可以加强核心力量、强健腿部肌肉，增加身体的平衡性、稳定性；可促进身体血液循环，滋养内脏器官。

3. 禁忌

生理期女性，不宜练习；高血压和低血压者，谨慎练习。

4. 知识拓展

退阶动作：单脚踩墙面，借力支撑练习。

进阶动作：进入体式后，尝试让头顶轻轻离开垫面练习。

辅助练习：辅助者双手辅助于练习者骨盆两侧。

(四)莲花头倒立扭转式

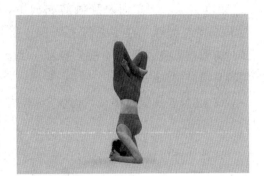

1. 做法

(1)金刚坐姿。

(2)吸气，先完成头肘倒立。

(3)呼气，屈右膝，右脚背放于左大腿根部，再屈左膝，左脚背放于右大腿根部，完成全莲花式。

(4)吸气，展髋，大腿与地面垂直。

(5)呼气，双腿、髋部同时向右侧转90°，扭转时不可塌腰，脊柱中立，保持自然呼吸。

(6)还原至金刚坐姿。（再进行对侧练习）

2. 功效

该体式能够促进头部血液循环；灵活踝、膝、髋关节，增加双腿灵活性；胸部得到伸展，增强肺部功能。

3. 禁忌

生理期女性，不宜练习。颈椎、腰椎不适者，谨慎练习。

4. 知识拓展

退阶动作：可做半莲花倒立扭转练习。

进阶动作：加深扭转或屈髋90°后再进行练习。

辅助练习：可以靠墙练习。

五、倒置类

(一)头肘倒立式

1. 做法

(1)金刚坐姿。

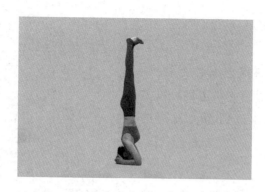

（2）身体前倾，双手十指交叉紧扣呈杯状，两肘分开，与肩同宽、置于前方地面。头顶触地，头后侧抵在杯状的手掌内，脚尖回勾，伸直双膝，抬起臀部，脚尖前移使臀部升至最高点，使头到后腰乃至整个背部呈一条直线。

（3）呼气，屈双膝，大腿贴向腹部。

（4）吸气，缓慢伸直双膝，直至身体与地面垂直，脚尖回勾，双臂主动发力推身体向上，核心收紧，保持自然呼吸。

（5）还原至金刚坐姿。

2. 功效

该体式能够增强手臂与肩背的稳定性；锻炼核心力量；促进身体血液循环，提高平衡力和专注力。

3. 禁忌

严重高血压、低血压、心脏病、眩晕症患者，严重近视眼、体重超重者，颈、背、头部有伤者，生理期女性，不宜练习；老人、体弱者、新手需在专业人士指导下练习。

4. 知识拓展

退阶动作：背靠墙，尝试单腿伸直向上，稳定之后双腿并拢向上。

进阶动作：可在双腿之间夹瑜伽砖练习。

辅助练习：靠墙练习，用伸展带固定大臂，防止手肘外展，屈膝展髋，双脚缓慢向上抬起，多次练习。

（二）无支撑肩倒立式

1. 做法

（1）仰卧。

（2）吸气，先完成肩倒立式。

（3）呼气，移动身体重心至双肩，核心收紧。

（4）吸气，抬起双手，手掌放于大腿两侧，绷脚背，目视双脚，保持自然呼吸。

(5)还原至仰卧。

2．功效

该体式能强有力地伸展各个脊椎，进一步增强颈部和背部的肌肉群；可增进血液循环，使身体达到精力充沛的效果。

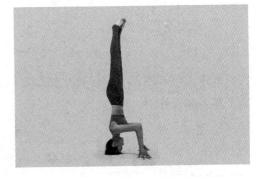

3．禁忌

生理期女性及患有高血压、颈椎、肩关节疾病者，不宜练习。

4．知识拓展

退阶动作：可屈膝，双脚向后踩墙练习。

进阶动作：髋部充分伸展，使身体尽可能呈一条直线，垂直于地面。

辅助练习：可将毛毯放在肩的正下方，将脚尖抵住墙面练习。

(三)头手倒立式

1．做法

(1)金刚坐姿。

(2)双手前落，与肩同宽，掌心压实，头顶心点地，屈肘90°。

(3)吸气，脚尖回勾，伸直双膝，抬起臀部，脚尖向前移使臀部伸至最高点，屈双膝，双脚离地，大腿贴向腹部，收紧核心。

(4)呼气，向上伸直双膝，直至躯干与地面垂直，目视前方，保持自然呼吸。

(5)还原至金刚坐姿。

2．功效

该体式有助于改善血液循环，加强颈、肩部力量；可提高稳定性及专注力；可以全面增进人体健康和脏器功能。

3．禁忌

高血压患者、颈部或背部有伤病者及生理期女性，不宜练习。

4．知识拓展

退阶动作：可保持在上述做法的第3步，保持稳定后再进行下一个动作练习。

进阶动作：双腿之间夹瑜伽砖练习；将双腿向下落至与地面成90°夹角的位置练习。

辅助练习：在双肩下方垫瑜伽砖辅助练习。

（四）手倒立式

1. 做法

（1）山式站姿。

（2）吸气，双手经体侧伸展向上。

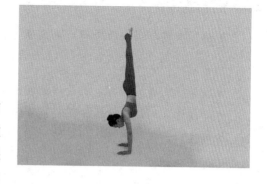

（3）呼气，前屈向下，双手落地，与髋同宽，双臂推直，肩膀展开，身体重心前移至双手，核心收紧，双腿向上提起，直至身体垂直于地面，微抬头，目视前方，保持自然呼吸。

（4）还原至山式站姿。

2. 功效

该体式可以锻炼手臂、肩膀、背部和腹部核心的力量；促进身体的血液循环、滋养面部、提高身体的平衡力和专注力。

3. 禁忌

生理期女性、高血压患者，不宜练习；初学者需在专业人士指导下练习。

4. 知识拓展

退阶动作：面朝墙练习，单腿下犬式起跳，动态练习。

进阶动作：进入动作后，将双腿落至与地面平行。

辅助练习：辅助者站于练习者身后，双手扶髋辅助其进入体式；也可站起身后手抓脚踝，辅助其倒立中保持平衡、稳定，保护其安全。

（五）孔雀起舞式

1. 做法

（1）金刚坐姿。

（2）呼气，身体前倾，抬起臀部，前臂、手掌落于瑜伽垫上，与髋同宽，肘关节屈肘90°，微抬头。

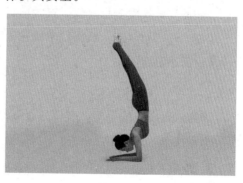

（3）吸气，双腿依次向上抬起，并拢伸直，绷脚背，核心收紧，保持平衡，目视双手间，保持自然呼吸。

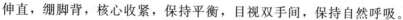

（4）还原至金刚坐姿。

2. 功效

该体式可以锻炼手臂、肩膀、背部和腹部核心的力量；促进身体的血液循环，滋养面部，提高身体的平衡力和专注力。

3. 禁忌

生理期女性、高血压患者，不宜练习；初学者需在专业人士指导下练习。

4. 知识拓展

退阶动作：靠墙练习，也可单腿向上交替练习。

进阶动作：可将身体尽量垂直地面。

辅助练习：用伸展带固定大臂练习；辅助者站于练习者身后，双手辅助其髋或双腿进行练习。

(六)脸颊敬畏式

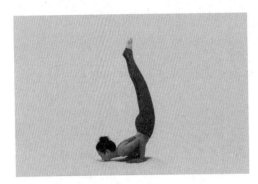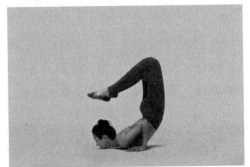

1. 做法

(1)金刚坐姿。

(2)吸气，身体前倾，臀部上抬，双手置于肩下方，屈双肘，身体重心前移，下颌、胸部贴地。上臂夹肋骨两侧，抬头，颈部伸展。

(3)吸气，依次上提双腿，双腿伸直并拢，身体重心落于胸腔和下颌间。

(4)呼气，屈双膝，双脚脚掌碰触头顶目视前下方，保持自然呼吸。

(5)还原至金刚坐姿。

2. 功效

该体式可以锻炼手臂、背部和腹部的力量；促进血液循环，滋养面部，提高平衡力和专注力。

3. 禁忌

生理期女性、高血压患者，不宜练习；初学者勿盲目尝试，需要在专业人士指导下练习。

4. 知识拓展

退阶动作：可先练习单腿向上，屈髋、屈膝，脚尖回勾蹬地，核心发力，单腿向后向上提，左右腿交替练习。

进阶动作：加深向后伸展幅度，将双脚放在头顶。

辅助练习：可在身体下方垫毛毯，双手下方垫瑜伽砖。

(七)反蝗虫式

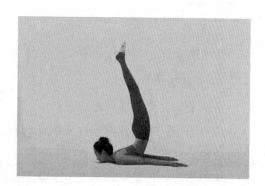

1. 做法

(1)俯卧。

(2)下颌贴地，屈双肘，把手掌放在胸部两侧，手指指向头的方向。

(3)吸气，屈膝屈髋，臀部上提，双腿依次有控制地抬升向上伸展，伸直膝关节，绷脚背，双腿向头上方延伸，身体重心放在下颌与双肩之间，保持平衡。

(4)呼气，将双臂向后伸直，掌心朝下，目视前方，保持自然呼吸。

(5)还原至俯卧。

2. 功效

该体式有助于增强脊柱的灵活性；强化腹部器官的功能；培养身体的平衡与协调能力。

3. 禁忌

生理期女性或高血压患者，不宜练习；初学者需在专业人士指导下练习。

4. 知识拓展

退阶动作：可单脚踩墙或双脚交替练习。

进阶动作：将胸腔向上抬高，脊柱加深后展。

辅助练习：可在下巴、胸部下方垫毛毯练习。

(八)反蝗虫二式

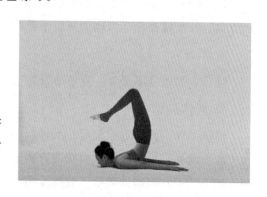

1. 做法

(1)俯卧。

(2)吸气，先完成反蝗虫式。

(3)呼气，屈膝向后，核心收紧，臀部向上提，双脚掌心靠近头部，目视前方，保持自然呼吸。

(4)还原至俯卧。

2．功效

该体式可以锻炼手臂、腹部核心的力量；促进血液循环，滋养面部，提高平衡力和专注力。

3．禁忌

生理期女性、高血压患者，不宜练习。

4．知识拓展

退阶动作：可单腿踩墙练习。

进阶动作：可将双脚越过头部直到脚趾放在地面上；双脚尽量远离头部，试着尽可能地把双腿向远处伸展。

辅助练习：可在身体下方放上毯子练习。

六、平衡类

(一)坐姿抓趾平衡二式

1．做法

(1)山式坐姿。

(2)呼气，屈双膝，双手食指、中指、大拇指分别抓握双脚的大脚趾。

(3)吸气，双腿向两侧伸直、打开，挺直腰背，躯干与双臂、双腿在同一平面，目视前方，保持自然呼吸。

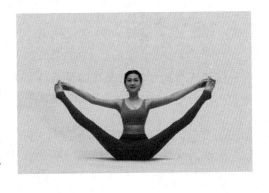

(4)还原至山式坐姿。

2．功效

该体式有助于改善背部的不良体态；提高身体的平衡性，增强双腿柔韧性；促进骨盆处的血液循环，可辅助缓解坐骨神经痛。

3．禁忌

腰椎、膝关节不适者，谨慎练习。

4．知识拓展

退阶动作：微屈双膝练习；缩近双脚之间的距离练习。

进阶动作：可将凝视点由正前方调整至抬头看向天花板方向。

辅助练习：将瑜伽砖抵于髋部后侧，稳定后可用瑜伽伸展带辅助练习。

（二）鹤禅式

1. 做法

（1）山式站姿。

（2）吸气，双脚分开与髋同宽，屈膝下蹲，双手落于双脚前方，双膝抵于腋窝处。

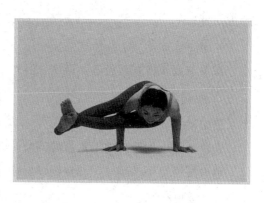

（3）呼气，重心前移，屈肘，双脚抬离地面，小腿与垫面平行，目视前下方，保持自然呼吸。

（4）还原至山式站姿。

2. 功效

该体式可以强健手臂和手腕，增强腹部与核心的力量；伸展后背，有助于提高身体的平衡力和控制力，还有助于平衡神经系统。

3. 禁忌

手腕或肩部受伤者，不宜练习。

4. 知识拓展

退阶动作：初学者可屈肘，双脚下方可踩瑜伽砖练习。

进阶动作：可尝试尽量将手臂伸直练习。

辅助练习：用伸展带固定手臂练习。

（三）八曲式

1. 做法

（1）山式站姿。

（2）吸气，双脚分开，与肩同髋，屈膝下蹲，把右手放在双脚之间，把左手放在左脚外侧，右大腿抵于右大臂上方。

（3）呼气，左脚向侧伸，双脚踝交叉，屈肘90°，重心前移至双手，臀部抬起，向侧伸直双腿，抬头延展脊柱，保持自然呼吸。

（4）吸气，伸直手臂，抬起上身，松开交叉的双腿回到地面。

（5）还原至山式站姿。（再进行对侧练习）

2. 功效

该体式有助于加强手臂及腰腹力量，灵活脊柱；提高平衡力与专注力。

3. 禁忌

手腕、肩部有伤者，谨慎练习。

4. 知识拓展

退阶动作：可选择屈膝练习。

进阶动作：可尝试双腿平行向侧伸展。

辅助练习：双手可支撑在瑜伽砖上练习。

(四)舞蹈式

1. 做法

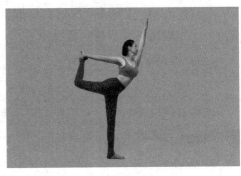

(1)山式站姿。

(2)屈右膝向后，右手抓握右脚踝，双膝并拢。

(3)吸气，左臂经侧向上伸展至耳侧，掌心向前。

(4)吸气，提右脚向后、向上伸展，直至大腿面与垫面平行，胸腔上提，脊柱延展，保持自然呼吸。

(5)还原至山式站姿。（再进行对侧练习）

2. 功效

该体式可以增强对身体的控制力，保持平衡感；伸展肩、髋、大腿前侧，增强腿部力量。

3. 禁忌

膝关节或腰椎有伤痛者，谨慎练习。

4. 知识拓展

退阶动作：可单手扶墙练习。

进阶动作：后侧腿向上抬高的同时，脊柱增加向后伸展的幅度。

辅助练习：手抓脚时，用伸展带辅助练习。

(五)独身者式

1. 做法

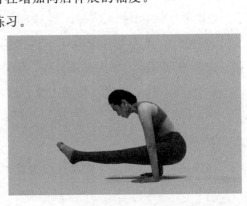

(1)山式坐姿。

(2)吸气，绷脚背，双臂支撑下压地面，同时收紧腹部及大腿。

(3)呼气，臀部、双腿抬离地面，两腿伸直，与地面平行。目视前方，保持自然呼吸。

（4）还原至山式坐姿。

2. 功效

该体式可以加强双臂力量，强化腰、腹部肌肉力量，减少腹部脂肪；锻炼大腿前侧肌肉，提高身体的稳定性和平衡性；有助于促进全身血液循环，提高免疫力。

3. 禁忌

手腕或肩部受伤者，不宜练习。

4. 知识拓展

退阶动作：可以先提臀部向上，再单腿向上提练习。

进阶动作：双腿之间夹瑜伽砖练习。

辅助练习：可将双手放在瑜伽砖上，两个瑜伽砖之间的距离保持与肩同宽，双臂向下发力，收紧腹部，挺直背部，将双腿抬离保持与地面平行。

（六）站立锁腿式

1. 做法

（1）山式站姿。

（2）吸气，右膝上提，双手十指相扣抓握右脚，延展脊柱，伸直左腿。

（3）呼气，身体前屈，腹、胸、额依次贴靠右腿，肘内收，目视鼻尖，保持自然呼吸。

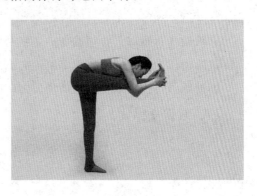

（4）还原至山式站姿。（再进行对侧练习）

2. 功效

该体式可以有效拉伸背部、腿部的肌肉；可提升身体平衡力及专注力。

3. 禁忌

腰部疼痛者，不宜练习。

4. 知识拓展

退阶动作：双手十指交叉环抱左小腿练习。

进阶动作：可将右手扶髋练习。

辅助练习：将上方脚向前踩墙练习。

（七）单手蛇式

1. 做法

（1）山式坐姿。

（2）吸气，屈右膝，右大腿置于同侧大臂外侧靠近肩部，双手支撑地面。

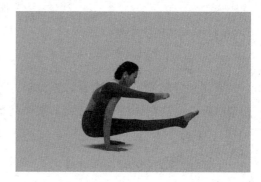

（3）呼气，收腹，臀部与左腿抬起，左腿与右小腿平行于瑜伽垫面，双脚尖向前，目视前方，保持自然呼吸。

（4）还原至山式坐姿。（再进行对侧练习）

2. 功效

该体式可增强腰、腹、手臂力量，锻炼腹部器官；伸展下肢，发展身体平衡能力和协调性。

3. 禁忌

手腕、肩部疼痛者，不宜练习。

4. 知识拓展

退阶动作：臀部下方垫瑜伽砖，将右腿离地。

进阶动作：增加臀部、腿部离地的高度，不断向上靠近胸腔。

辅助练习：在手掌下方垫两块瑜伽砖练习。

（八）双臂支撑式

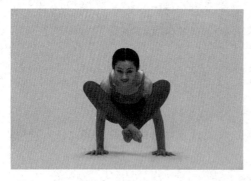
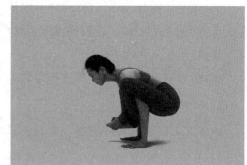

1. 做法

（1）山式站姿。

（2）吸气，两脚分开，略比肩宽，屈膝下蹲，两手从两膝内侧向后，手掌贴地，指尖向前，大腿内侧置于上臂外侧。

（3）呼气，收腹，两脚抬起在体前交叉，双手掌撑地，保持平衡，抬头，目视前方。保持自然呼吸。

（4）还原至山式站姿。

2．功效

该体式有助于强健手臂，增强身体平衡性与协调性；按摩腹腔内脏器官，刺激、强化消化腺体。

3．禁忌

手腕有伤者，不宜练习。

4．知识拓展

退阶动作：可单脚向上抬离垫面，稳定后再尝试双脚练习。

进阶动作：可将臀部向上抬高，直至后背与垫面平行。

辅助练习：在双手下方垫瑜伽砖练习。

（九）反半月式

1．做法

（1）山式站姿。

（2）吸气，两臂经体侧向上伸展至头顶上方。

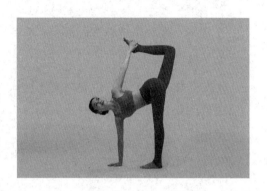

（3）呼气，髋屈曲，双手置于双肩下方，双臂、双腿垂直于地面。

（4）吸气，屈右膝向后，左手向后抓握右脚踝内侧。

（5）呼气，将躯干向左侧扭转，左手拉动右腿向上伸展。目视左侧，保持自然呼吸。

（6）还原至山式站姿。（再进行对侧练习）

2．功效

该体式有助于增强消化系统功能，缓解胃肠不适；拉伸双腿，增加脊柱灵活性。

3．禁忌

手腕痛者、髋关节不适者和肩颈痛者，谨慎练习。

4．知识拓展

退阶动作：进入体式后，眼睛看地面练习。

进阶动作：可将双腿充分伸展，直至上方大腿垂直于垫面。

辅助练习：支撑手下垫瑜伽砖，右脚使用弹力带进行辅助练习。

（十）蝎子式

1．做法

（1）金刚坐姿。

（2）吸气，先完成头肘倒立。

（3）呼气，屈双膝，脊柱后展，稳定后，双手分开，掌心压实垫面，抬头，脚掌靠近头部，保持自然呼吸。

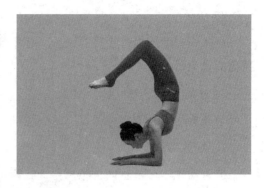

（4）还原至金刚坐姿。

2. 功效

该体式有助于改善身体血液循环；加强手臂、颈、肩部力量；提高身体的稳定性、专注力。

3. 禁忌

生理期女性、严重心脑血管疾病患者，不宜练习。

4. 知识拓展

退阶动作：减少脊柱后展幅度进行练习。

进阶动作：脚掌心完全贴合头部。

辅助练习：双脚靠墙或靠椅子练习。

(十一)公鸡式

1. 做法

（1）全莲花坐姿。

（2）吸气，双手依次穿过同侧大小腿之间靠近膝关节位置。

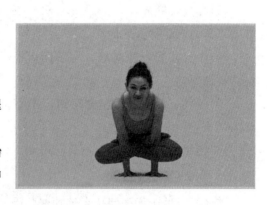

（3）呼气，手臂支撑下压，双腿上抬至肘处，收腹，臀部离开地面，脊柱伸展，目视前方，保持自然呼吸。

（3）还原至全莲花坐姿。

2. 功效

该体式可以增强手臂与肩部肌群的力量；提高身体的平衡性与稳定性。

3. 禁忌

手腕、肘关节、膝关节不适者，慎重练习。

4. 知识拓展

退阶动作：利用身体惯性前后滚动，进行动态滚动支撑练习。

进阶动作：核心收紧，双腿上提，臀腿抬高，远离地面，靠近胸腔。

辅助练习：将瑜伽砖放于臀部下方，上提双腿，进行辅助练习。

(十二)侧乌鸦式

1. 做法

(1)山式站姿。

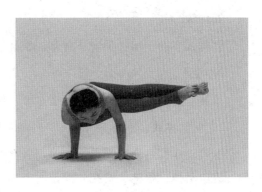

(2)吸气，屈膝下蹲，双臂贴于右腿外侧，双手分开，略比肩宽并撑地，双膝并拢贴于左臂上方。

(3)呼气，屈肘90°，重心落于两臂之上，将双脚抬离地面，双腿上下重叠伸直，保持自然呼吸。

(4)还原至山式站姿。（再进行对侧练习）

2. 功效

该体式有助于强健双腿、手臂的力量；灵活肩膀，伸展腿后部肌群，增加身体的协调性。

3. 禁忌

手腕痛、肘关节不适和肩颈痛者，慎重练习。

4. 知识拓展

退阶动作：可选择屈膝练习。

进阶动作：重心提高，臀部、后背与垫面保持平行。

辅助练习：将伸展带套于肘关节上方练习。

(十三)单腿起飞式

1. 做法

(1)山式站姿。

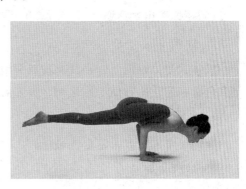

(2)吸气，屈右膝，右脚置于左大腿根部。

(3)呼气，屈左膝，身体前倾，双手分开，与肩同宽、按压地面。

(4)吸气，右小腿胫骨置于双臂后侧，重心移至双手。

(5)呼气，左腿向后伸直上抬并与地面平行，伸展颈部，目视前下方，保持自然呼吸。

(6)还原至山式站姿。（再进行对侧练习）

2. 功效

该体式有助于加强手臂、背部、臀部肌群力量；可增强身体平衡能力、专注力。

3. 禁忌

手腕、肘关节、膝关节不适者，慎重练习。

4. 知识拓展

退阶动作：后侧脚先点地练习，等身体稳定、适应后，再尝试离地练习。

进阶动作：颈椎、胸腔向前、向上伸展的同时后侧腿向上抬高。

辅助练习：将伸展带套于肘关节上方练习。

(十四)双手蛇式

1. 做法

(1)山式站姿。

(2)吸气，双脚分开，略比肩宽。

(3)呼气，屈膝下蹲，双手从双膝内侧向后穿出，双手分开，略比肩宽，手掌贴地指尖朝前，大腿内侧放于大臂外侧。

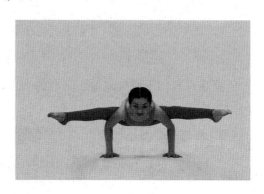

(4)吸气，屈双肘成90°，双手撑地。

(5)呼气，双腿向两侧伸直抬起，绷脚背，使双腿、背部、头部与地面平行，保持自然呼吸。

(6)还原至山式站姿。

2. 功效

该体式可以锻炼手臂、背部与双腿肌肉，提高身体平衡与协调能力，增强腕关节和肩部稳定性；有助于强化胸、腹部器官功能。

3. 禁忌

手腕关节不适者，慎重练习。

4. 知识拓展

退阶动作：可尝试单腿分别向前伸展，稳定后双腿同时向前伸展。

进阶动作：手臂将身体向上推高，躯干、双腿依然保持在同一平面。

辅助练习：臀部下方垫瑜伽砖辅助练习。

(十五)单腿站立平衡式

1. 做法

(1)山式站姿。

（2）吸气，双手扶髋保持稳定，屈右膝，左手于腿内侧抓握右脚踝。

（3）呼气，髋外展，双手抓握右脚，使右腿向上靠近身体，左腿伸直稳定重心，右臂侧平举以保持平衡，目视前方，保持自然呼吸。

（4）还原至山式站姿。（再进行对侧练习）

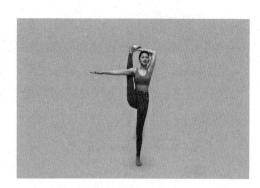

2. 功效

该体式可提高练习者的专注力与身体平衡能力；强健腿部肌群，灵活髋关节。

3. 禁忌

膝关节易超伸者，谨慎练习。

4. 知识拓展

退阶动作：手抓脚伸展时，用伸展带辅助。

进阶动作：将右侧腿充分向身体中线靠近。

辅助练习：身体靠墙练习或者借助把杆练习。

（十六）侧手抓脚式

1. 做法

（1）金刚坐姿。

（2）呼气，先完成下犬式。

（3）吸气，右脚向前迈至右手外侧，右肩下沉置于右腿下方，右手置于右脚外侧，左脚侧转落垫，脚掌踩地。

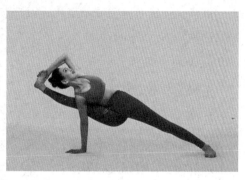

（4）呼气，左手抓右脚抬离地面置于右大臂位置，转动左肩，手肘上提，打开胸腔，拉动右腿伸直，髋部下沉，让双腿成一直线，目视上方，保持自然呼吸。

（5）还原至金刚坐姿。（再进行对侧练习）

2. 功效

该体式可加强手臂和手腕的力量，强健腿部肌群，减少腰部脂肪。

3. 禁忌

腕关节、肘关节、髋关节、膝关节、肩关节疼痛者，谨慎练习。

4. 知识拓展

退阶动作：后侧腿屈膝 90°落垫练习。

进阶动作：将右侧腿充分向上提拉、伸展。

辅助练习：辅助者站于练习者背后，用双腿抵在其髋部，手辅助其右脚向头顶方向伸展。

（十七）孔雀式

1. 做法

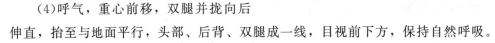

（1）金刚坐姿。

（2）身体前倾，双手掌置于双膝正前方地面，指尖指向膝盖。

（3）屈肘，肘部与前臂并拢，腹部落在两肘上，胸腔落在大臂。

（4）呼气，重心前移，双腿并拢向后伸直，抬至与地面平行，头部、后背、双腿成一线，目视前下方，保持自然呼吸。

（5）还原至金刚坐姿。

2. 功效

该体式可增强腕关节稳定性；锻炼腹部肌肉，促进消化；提高身体的平衡性和协调性。

3. 禁忌

手腕关节不适者，不宜练习。

4. 知识拓展

退阶动作：可将一侧腿置于垫面，脚尖点地，抬起另一侧腿进行练习。

进阶动作：可以用单臂支撑，另一侧手臂向旁侧伸展。

辅助练习：可在双肘上方垫瑜伽毯练习。

（十八）莲花孔雀式

1. 做法

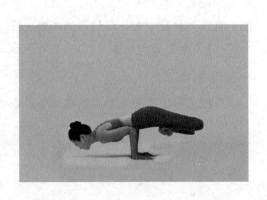

（1）全莲花坐姿。

（2）双手在身体前侧支撑，臀部抬起，双膝支撑，身体前倾。

（3）吸气，双手掌置于身体前方地面，指尖指向膝关节，屈肘，肘部与前臂并拢，腹部落在双肘上，胸腔落在大臂。

（4）呼气，重心前移，双膝抬起使身体与地面平行，目视前下方，保持自然呼吸。

（5）还原至全莲花坐姿。

2. 功效

该体式可以强化手臂、腰腹部肌群，增加身体核心力量；灵活踝、膝、髋关节，促进下肢血液循环；锻炼腹部肌肉，促进消化；提高身体的平衡性和协调性。

3. 禁忌

膝关节、手腕关节不适者，不宜练习。

4. 知识拓展

退阶动作：将胸腔放低，先练习抬腿向上，稳定后再将胸腔抬高、伸展。

进阶动作：将双腿和胸腔继续向上抬高。

辅助练习：可在双肩或双手下方垫瑜伽砖练习。

（十九）半莲花抓趾侧板式

1. 做法

（1）山式坐姿。

（2）呼气，屈右膝，右脚置于左大腿根部，右臂内旋向体后抓握右脚。

（3）吸气，左手向左后侧撑地，身体转向左侧，使左侧臀、腿、脚外侧均贴于地面。

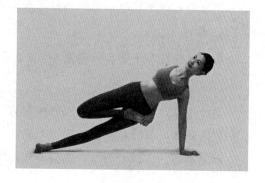

（4）呼气，左手臂和左腿同时发力，抬起身体，使头、躯干、左腿到左踝成一条直线；目视上方，保持自然呼吸。

（5）还原至山式坐姿。（再进行对侧练习）

2. 功效

该体式可以强健双手腕关节，缓解骶骨疼痛和僵硬。

3. 禁忌

踝、膝、腕关节有明显不适者，不宜练习。

4. 知识拓展

退阶动作：可将手背于身后，或将左脚脚掌抵于右腿大腿根处。

进阶动作：尝试用左手抓住右脚脚踝。

辅助练习：手抓脚时，可借助伸展带进行练习。

(二十)舞王式

1. 做法

(1)山式站姿。

(2)屈右膝,向后抬起,右手外旋、虎口向下抓握右脚,转肩使右肘尖指向上方。

(3)吸气,左臂向上伸展,屈肘,抓握右脚。

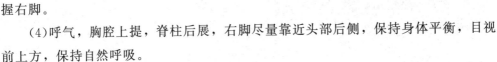

(4)呼气,胸腔上提,脊柱后展,右脚尽量靠近头部后侧,保持身体平衡,目视前上方,保持自然呼吸。

(5)还原至山式站姿。(再进行对侧练习)

2. 功效

该体式可以强健肩膀和胸部到臀部和腿部的整体肌肉力量;增强平衡能力,塑造优雅姿态;按摩脊椎,舒展胸腔,增强身体柔韧性。

3. 禁忌

脚踝、膝关节不适者,谨慎练习;眩晕者,在专业人士指导下练习。

4. 知识拓展

退阶动作:可单手抓脚趾,或抓握另一只手的手腕。

进阶动作:将脊柱充分后展,右脚向上提拉,尝试靠近头部。

辅助练习:抓握双脚时,可借助伸展带进行练习。

(二十一)起飞式

1. 做法

(1)金刚坐姿。

(2)吸气,身体前倾,双手撑地。

(3)呼气,屈肘,同时提右腿向前,右大腿外侧抵于右大臂后方,重心前移,右腿向侧伸直,左腿向后伸直、抬高,

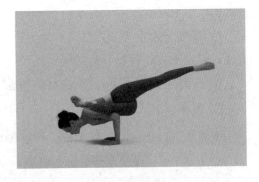

大臂平行于地面,伸展颈部,保持平衡,目视前下方,保持自然呼吸。

(4)还原至金刚坐姿。(再进行对侧练习)

2. 功效

该体式能够强健手臂、背部与双腿肌群,提高身体的专注力与平衡力。

3. 禁忌

手腕有明显不适者，不宜练习。

4. 知识拓展

退阶动作：可弯曲右腿进行练习。

进阶动作：将胸腔和双腿均向上抬高。

辅助练习：用伸展带固定于双肘上方进行练习。

(二十二)单腿绕头支撑式

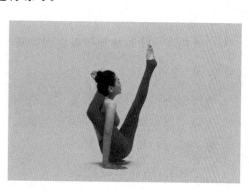

1. 做法

(1)山式坐姿。

(2)吸气，屈右膝，髋外展，双手抓右脚置于颈后侧，背部向上延展；双手置于臀部两侧压实地面。

(3)呼气，收腹抬起臀部，右腿随之提升至最大限度，绷脚背，保持平衡，目视前上方，保持自然呼吸。

(4)还原至山式坐姿。(再进行对侧练习)

2. 功效

该体式可以增加膝、髋关节的灵活性；能够挤压腹部两侧，按摩内脏，刺激肠道蠕动并缓解便秘；改善腿部和脊柱的血液循环，缓解静脉曲张。

3. 禁忌

手腕、髋关节有不适者，谨慎练习。

4. 知识拓展

退阶动作：将右腿弯曲置于右肩外侧。

进阶动作：核心收紧，将臀部再向上抬高。

辅助练习：在双手下方垫瑜伽砖辅助练习。

(二十三)单腿绕头侧板式

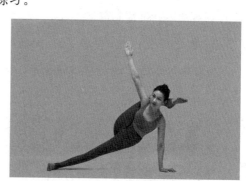

1. 做法

(1)山式坐姿。

(2)吸气，屈右膝，髋外展，双手抓左脚置于颈后侧，脊柱延展；呼气，两手按压左臀旁侧撑地，使身体从地面抬起；吸气，抬左手离地向左转，伸直右腿，右脚外侧贴地。

（3）呼气，左臂向上伸直与地面垂直，掌心向前，延展背部；目视前方。

（4）还原至山式坐姿。（再进行对侧练习）

2. 功效

该体式可加强手腕及手臂力量；可挤压腹部两侧，按摩内脏，刺激肠道蠕动改善便秘；改善腿部和脊柱的血液循环，可缓解静脉曲张。

3. 禁忌

手腕痛者、坐骨神经痛者、髋关节有问题者不宜练习此体式。

4. 知识拓展

退阶动作：将右腿弯曲置于右臂外侧。

进阶动作：脊柱向后伸展，加强练习。

辅助练习：背靠墙进行练习。

(二十四)站立单腿绕头式

1. 做法

（1）山式坐姿。

（2）吸气，屈右膝，髋外展，双手抓右脚置于颈后侧。

（3）呼气，双手置于臀部两侧压实地面。

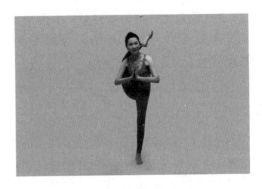

（4）吸气，屈左膝，脚掌踩地，双臂支撑，伸直左腿站立，伸展脊柱。

（5）呼气，双手胸前合掌，目视前方，保持自然呼吸。

（6）还原至山式坐姿。（再进行对侧练习）

2. 功效

该体式可挤压腹部两侧，按摩内脏，刺激肠道蠕动，改善便秘；改善腿部和脊柱的血液循环；可缓解静脉曲张。

3. 禁忌

坐骨神经痛者、髋关节有问题者、高血压患者及眩晕者不宜练习。

4. 知识拓展

退阶动作：将右腿弯曲置于右臂外侧。

进阶动作：脊柱向后伸展，加强练习。

辅助练习：后背靠墙进行练习。

(二十五)单腿起重机式

1. 做法

(1)金刚坐姿。

(2)先完成顶峰式。

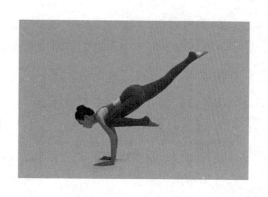

(3)呼气，右脚向前迈步，使脚尖靠近右手掌根。

(4)吸气，屈左肘，使左膝抵于左上臂后侧靠近胶窝处，左脚离地。

(5)呼气，手肘内收，身体重心前移，右脚离地，右腿向后抬高伸直，目视前下方，保持自然呼吸。

(6)还原至金刚坐姿。(再进行对侧练习)

2. 功效

该体式有助于强化腹部肌群，增强手臂力量和平衡能力。

3. 禁忌

肩关节、膝关节不适者谨慎练习。

4. 知识拓展

退阶动作：膝关节放于肘关节上或右脚轻点地。

进阶动作：缓缓伸直双臂或抬起左腿。

辅助练习：右脚或头顶下方垫瑜伽砖，保持稳定。

(二十六)瑜伽拐杖式

1. 做法

(1)山式站姿。

(2)屈右膝，髋外展，将右脚置于左大腿上方。

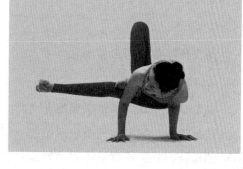

(3)呼气，屈左膝下蹲身体向左侧扭转90°，双手于身体左侧撑地，屈肘90°，右脚踩于右上臂上，靠近腋窝。

(4)吸气，重心前移，抬起臀部，躯干平面与地面平行，右膝朝上，右小腿垂直地面。

(5)呼气，左腿向躯干右侧伸直，脚尖回勾，保持身体平衡，目视左脚方向。保持自然呼吸。

(6)还原至山式站姿。(再进行对侧练习)

2．功效

该体式可加强手臂力量，可拉伸、强化腰背部肌肉，可按摩内脏。

3．禁忌

肩关节、膝关节不适者谨慎练习。

4．知识拓展

退阶动作：左腿略微弯曲或左脚轻点地。

进阶动作：缓缓伸直双臂或右腿做绕头式。

辅助练习：臀部或额头下方垫瑜伽砖，保持稳定。

(二十七)蝎子二式

1．做法

(1)山式站姿。

(2)先完成手倒立式。

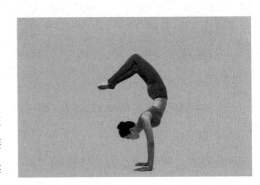

(3)呼气，屈双膝，上提胸腔，脊柱后展，抬头，双脚脚掌朝向头部，双膝和脚踝尽量并拢，目视前方，保持自然呼吸。

(4)还原至山式站姿。

2．功效

该体式有助于增强平衡能力，可扩展胸腔，可拉伸腹部肌肉，可增强脊柱弹性，增强肩部、手臂和手腕力量。

3．禁忌

高血压、心脏病患者不宜练习。

4．知识拓展

退阶动作：双肘落地来到蝎子式。

进阶动作：脚尖触到头顶或抬起一侧手臂。

辅助练习：身体靠墙练习或辅助者扶髋辅助。

(二十八)侧起重机

1．做法

(1)金刚坐姿。

(2)先完成头手倒立。

(3)呼气，屈双膝屈髋，将双腿收向腹、胸部，向右侧扭转躯干，将左大腿放置于右上臂后侧、靠近腋窝，保持平衡，抬起头部，目视前下方，保持自然呼吸。

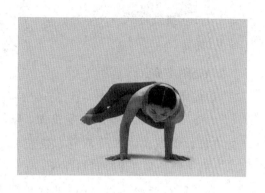

(4)还原至金刚坐姿。（再进行对侧练习）

2. 功效

该体式可增强手臂肌肉力量，强壮腹部。

3. 禁忌

高血压、心脏病患者谨慎练习。

4. 知识拓展

退阶动作：双腿伸直来到侧乌鸦式。

进阶动作：双臂伸直膝关节抵于腋窝或抬起一侧手臂。

辅助练习：臀部或头顶下侧垫瑜伽砖，保持稳定。

（二十九）上公鸡式

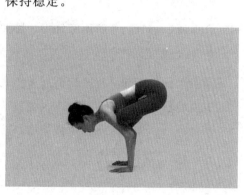

1. 做法

(1)金刚坐姿。

(2)先完成头手倒立式。

(3)呼气，将两腿盘成全莲花式，髋屈曲，将小腿置于上臂后侧，靠近腋窝处。

(4)吸气，将臀部下沉，抬头向上，双臂伸直，再次提双腿靠近腋窝处，颈部伸展，尽可能地将头抬高，目视前下方，保持自然呼吸。

(5)还原至金刚坐姿。

2. 功效

该体式可使脊柱得到完全伸展，可强化手臂和腹部器官。

3. 禁忌

高血压、心脏病患者不宜练习，膝关节不适者谨慎练习。

4. 知识拓展

退阶动作：双腿成半莲花或来到鹤禅式。

进阶动作：髋关节打开，使双腿与上身在同一平面，呈俄式挺身。

辅助练习：臀部或头顶下侧垫瑜伽砖，保持稳定。

(三十)侧公鸡式

1. 做法

(1)金刚坐姿。

(2)先完成头手倒立式。

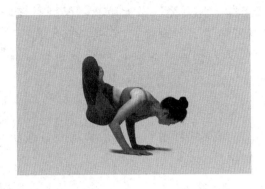

(3)呼气，将双腿盘成全莲花式，躯干向右转，髋屈曲，放低双腿，使左大腿放于右上臂外侧，保持自然呼吸。

(4)还原至金刚坐姿。(再进行对侧练习)

2. 功效

该体式可使脊柱完全伸展，可增强腰部柔韧性，按摩内脏器官，可增强手臂肌肉力量。

3. 禁忌

高血压、心脏病患者不宜练习，膝关节不适者谨慎练习。

4. 知识拓展

退阶动作：双腿并拢来到侧起重机式。

进阶动作：双臂伸直，使左大腿放于右腋窝处。

辅助练习：臀部或头顶下侧垫瑜伽砖，保持稳定。

(三十一)起飞二式

1. 做法

(1)金刚坐姿。

(2)先完成斜板式。

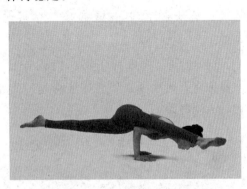

(3)吸气，屈右膝，右脚向前迈至右手正前方；屈右肘，右上臂抵于右膝后侧；屈左肘，左肘抵于左侧肋骨。

(4)呼气，身体前移，双肘屈成90°，内收，夹住肋骨两侧。

(5)吸气，右腿伸直抬起，保持自然呼吸。

(6)还原至金刚坐姿。(再进行对侧练习)

2. 功效

该体式可强健手臂，可增强核心及大腿肌肉力量，提高平衡能力。

3. 禁忌

肩关节及肘关节不适者，谨慎练习。

4. 知识拓展

退阶动作：左腿微屈膝或右脚轻点地。

进阶动作：双臂伸直或左腿做绕头式。

辅助练习：右脚下侧垫砖或辅助者下压其头部。

(三十二)单臂支撑孔雀式

1. 做法

(1)金刚坐姿。

(2)抬起臀部，身体前倾并向右转
45°，双手触地、分开，与肩同宽。

(3)呼气，屈双肘，将腹部落于右侧
上臂，抬起双腿向后伸展；将身体重心
移至右手。

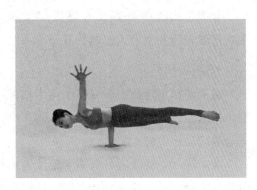

(4)吸气，再将左手抬起向侧方伸直，目视前下方，保持自然呼吸。

(5)还原至金刚坐姿。（再进行对侧练习）

2. 功效

该体式有助于增强身体的协调性与平衡性，可强化核心力量，锻炼肘、腕关节。

3. 禁忌

肩关节、肘关节、腕关节不适者谨慎练习。

4. 知识拓展

退阶动作：双手支撑成孔雀式。

进阶动作：屈右膝，左手抓右脚做拉弓式。

辅助练习：左手下侧扶把杆等支撑物，辅助稳定。

七、其他类

(一)蛙式

1. 做法

(1)俯卧。

(2)下颌触地，双脚分开，与肩同宽。

(3)呼气，屈双膝，双手于体后分别抓握双脚背前端，将双脚压向臀部两侧。

(4)吸气，胸腔与头部上抬，肘关节指向正上方，双手下压脚背，目视前上方，保持自然呼吸。

(5)还原至俯卧。

2. 功效

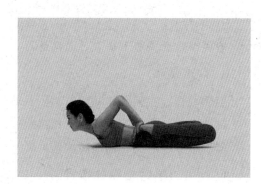

该体式可缓解脚跟的疼痛，可预防和缓解膝关节炎。

3. 禁忌

膝盖、脚踝疼痛者及有腰椎间盘相关疾病者，请在专业人士的指导下练习。

4. 知识拓展

退阶动作：弯曲右臂，右手落于地面，支撑身体向上伸展，同时，右腿落于地面，抬起左脚，左手从内侧抓住左脚。

进阶动作：蛙式二式。

辅助练习：初学者可以将毛毯或者抱枕垫于腹部下方，让练习更加舒适和深入，也可以将伸展带套住骨盆和双脚，让双脚贴近臀部。

(二)神猴式

1. 做法

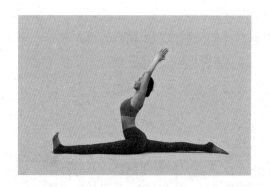

(1)金刚坐姿。

(2)吸气，身体前倾，双手置于肩下方，双臂大腿垂直于地面，左腿向前移至两手之间。

(3)呼气，右腿保持原地不动，左腿跟向前滑动，至臀部落地，双手经体侧上举至头顶上方合掌，手臂伸直，目视前方。

(4)还原至金刚坐姿。（再进行对侧练习）

2. 功效

该体式有助于拉伸下肢韧带，促进髋部与腿部血液循环；预防并可辅助治疗坐骨神经痛和其他腿部疾病；可打开髋部、腹股沟和腰肌，可促进消化系统、淋巴系统和生殖系统的功能。

3. 禁忌

膝部、腘绳肌、腹股沟受伤者，高血压、低血压患者不宜练习此体式。

4. 知识拓展

退阶动作：双手支撑身体重心提高，缓解双腿伸展的压力。

进阶动作：后侧脚尖回勾蹬地，髋部中正，脊柱可向后伸展。

辅助练习：臀部下方垫瑜伽砖，支撑身体向上伸展并保持稳定。

第三章

健身瑜伽：阿斯汤伽瑜伽

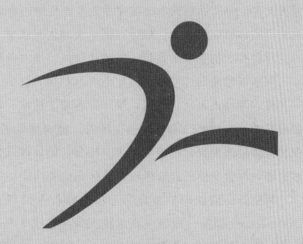

第一节 阿斯汤伽瑜伽的概述

一、阿斯汤伽瑜伽的来源与发展

阿斯汤伽瑜伽是梵文 ashtanga yoga 的音译，"ashtanga"一词由"ashta"和"anga"组成，"ashta"意思是数字8，"anga"有支、支节、肢等含义。阿斯汤伽梵文原意为8支，又被称为八步功法，这8分支系统提供了一整套有序的步骤，每一分支代表通往自我实现之路上的每一个阶段或步骤，8分支包括：①持戒（yama）：道德准则与控制欲念；②精进（niyama）：通过自律进行自我净化；③体式（asana）；④呼吸控制（pranayama）：有节律的呼吸；⑤感官收摄（pratyahara）：精神从感觉和外部的奴役中解脱；⑥专注（dharana）；⑦冥想（dhyana）；⑧超然忘我（samadhi）：由冥想而来的超意识。

阿斯汤伽瑜伽来源于印度智者梵马纳（Vamana）撰写的古籍圣典《瑜伽昆仑塔经》，昆仑塔（korunta）字面意思是"组合"，书中探讨的是各种体位法之间的变化组合、最古老的串联（vinyasa）、凝视点（dristi）、锁印（bandhas）、手印和身印（mudras）及哲学理论。

帕塔比·乔伊斯（Pattabhi Jois）将编排出的三套阿斯汤伽瑜伽体位法序列，分为初级、中级、高级三个系列。初级系列，即正确排列和净化身体；中级系列，即净化神经系统；高级系列，即把力量优雅地结合在运动中。每一系列都被严格编排固定顺序，并且学生要扎实地学好前一个系列后才能进入下一个系列。本教材以初级系列为主。每个系列的动作编排是固定不变的，都以5遍拜日式A和B开始，中间有大量的体位姿势练习，最后以倒立式和休息式作为结束。这样连续不断的动作练习的目的在于消耗大量热量，以清洁身体、排出毒素。

阿斯汤伽瑜伽练习遵循固定的练习顺序，它的编排顺序结构非常科学合理。第一部分，拜日式和站立体式，使练习者建立呼吸、收束和凝视点的概念，并建立双腿根基的稳定。第二部分，坐立练习，使身体的根基由脚转移到坐骨，通过前屈、扭转等体位改善腰背部僵硬。第三部分，倒立体式练习，将重心由坐骨转移到头部和肩部，倒置身体通过3个收束法强化内脏功能，最后进入挺尸式的放松。

阿斯汤伽瑜伽最早是经喜马拉雅修行者拉马·摩汉·班玛查利（Rama Mohan Brahmachari）口头传授给现代瑜伽大师奎师那·马查利亚（Krishna Macharya），再由奎师那·马查利亚传授给帕塔比·乔伊斯，帕塔比·乔伊斯在奎师那·马查利亚的指导下共同进行阿斯汤伽体位法的编排，体式动作在《哈他瑜伽经》《湿婆神智慧书》《瑜伽昆仑塔经》中均有记载。帕塔比·乔伊斯之后的教学也是严谨地按照奎师那·马查利亚的《瑜伽之蜜》中记载的方式进行阿斯汤伽瑜伽的教学与传播。

二、阿斯汤伽瑜伽的特点

(一)串联体位

串联体位(vinyasa)意为呼吸和运动系统，每一个动作都有一个呼吸。例如，在拜日式 A 中有 9 个串联体位。当手伸展在头之上时，第一个串联体位是吸气，把双手合放一起；当向前弯曲时，第二个是呼气，把手放在脚边等。这样所有的体式都被指定一个确定的串联体位的数字。

体位，意为"坐"或"是"，可以看出体位是包含一种特别的姿势或坐的方式的意思，"坐下"是体位最表层的意思。体位被具体地组织在一个详细而精确的序列之中，能够锻炼身体的每一块肌肉，伸展或调整它们，同时还有神经、器官、腺体和能量通道。但体位不只是运动，它还是与呼吸同步的姿势和其间的过渡动作。练习者通过串联体位的结合、收束法和凝视点的练习，才能激发出深藏在身体内部的机能，开通和清理经络。

梵语词汇"vinyasa"的"vi"含义为行走、运动、抛出、开始、构象等，"nyasa"含义为栽培、放置、俯卧等，在阿斯汤伽瑜伽中指体位法被连接到一个精密的序列中，并且进出每一个体位时都需要呼吸带着动作串联配合。

(二)凝视点

梵文"drishti"指专注力，专注力是人们在瑜伽练习时产生力量的源泉，每个凝视点是身体上的凝视，也是练习的意图或专注力。在阿斯汤伽瑜伽系统中每一个体位都有用来集中注意力的凝视点，共有 9 个凝视点，每个凝视点都试图把关注外在世界的视线转向内部。它们包括鼻尖、拇指、眉心、肚脐、天空上方、手、脚趾、左方远处、右方远处。

在瑜伽垫之外，凝视点还能训练出一种宝贵的能力——凝视力，这也是练习者更高的愿景。这意味着练习者将以瑜伽练习者的身份设定目标，将意图融入自己做的每一件事中，无论在瑜伽中还是瑜伽之外，凝视力可帮助我们在感到迷茫或迷失自我时，能够随时停下来，将注意力保持在可能的事物上，将视线设定在一个稳定的点上，找到生活的秩序，最终将注意力集中于想要的事物上，找到蕴藏于内心深处的能量。

(三)锁印

阿斯汤伽瑜伽比较侧重力量、柔韧性、耐力的培养锻炼，尤其是力量和耐力，是各类瑜伽中运动强度比较大的一种。在练习过程中，唯有当动作与呼吸的频率协调一致时，练习者才能充分享有该瑜伽体式蕴含的益处。阿斯汤伽强调体位练习中"三把锁"的应用，即会阴、肚脐、喉咙三个位置，分别称为根锁、腹锁、喉锁。锁印的收束，就是通过有控制地收缩核心肌群不同位置的深层肌肉群来引导能量的流动。

(1)根锁位于会阴之处，也称为"根部锁印"或"会阴锁印"，是指在盆底根部锁定，收缩盆底肌，就像小解时中断尿液流出，启动周围肌肉。根锁能封锁身体下端能量，避免能量的流失。收束根锁，就是利用核心肌群中骨盆肌的收缩，提高、紧实膀胱和生殖器官，引导能量到脊柱末端，使身体更加稳定。

(2)腹锁是指将腹部拉回肚脐以下大约两英寸，先完全地呼气，然后屏息，腹部肌肉向内和向上收。保持尽量长的时间，根据自己身体情况来定时长。腹锁主要是向腹部施加压力，将能量向上引导。脐锁收缩核心肌群中的腹横肌、腹直肌，启动多裂肌稳定下背部，使下半身更加轻盈，形成克服地心引力的力量。

(3)喉锁位于咽喉处，是指略微降低下巴同时抬高胸骨来实现收缩。喉锁能将能量封锁在身体躯干，避免能量上行。

对根锁、腹锁、喉锁的控制，能构建身体的轴心力量，为瑜伽体位练习提供内在支撑。阿斯汤伽瑜伽尤其注重这三把锁的应用，培养外在的力量、柔韧和内在的专注。这三把锁常一起使用，因为盆底肌、腹肌及颈部肌肉之间有筋膜的连接，所以根锁、腹锁和喉锁很难分开练习，一起使用可激发更多的核心能量。收束锁印需要配合呼吸收缩肌肉，因为吸气时，体内压力增大，让骨盆底部的肌肉持续"蓄力"，为呼气时储存了更多的驱动能量。所以，有觉知的呼吸和收束，能够提高锁印收束的控制力。

三、阿斯汤伽瑜伽的练习序列

阿斯汤伽瑜伽的练习，最终要达到"三位一体"的状态。练习序列也是阿斯汤伽瑜伽三大专注点，在做每一个串联时都要专注这三个方面，第一是身体姿势(体式)，第二是呼吸(吸气/呼气)，第三是凝视点(所注视的方向)。在串联或保持体式中，都要明确以上三个方面，身体要做些什么、该如何呼吸、该看向哪里。在练习时要确保动作与呼吸的精确配合，动作和呼吸同步，不宜过快或过慢，时刻保持着对三个要素的专注，才能形成动态冥想。

帕塔比·乔伊斯传播下来的阿斯汤伽瑜伽的练习序列，遵循和延续了古老的瑜伽传承，尤其是梵文计数的应用。阿斯汤伽瑜伽的计数是从每一个动作或序列的初始位置开始计算的，每向后练习一次就增加一次计数，跟随动作或序列依次向后计数，直到动作或序列结束，计数也随之结束。

阿斯汤伽瑜伽是通过规律计数的方法训练有节奏、深长而又缓慢的呼吸，每次吸气和呼气的长度相等，每个体式适当保持停留。计数，不仅是给呼吸数数、控制节奏，也是为了能够让练习者专注当下的练习、体式和身体，让自身意识足够专注，停止心念、意识的波动。

阿斯汤伽瑜伽练习中的计数，其意义不只单纯地记录动作步骤，更多的是通过计数的形式凸显呼吸的重要性，呼吸才是练习阿斯汤伽瑜伽的精髓和实质。如《瑜伽马拉》一书中讲到"每一个呼吸就像花环上的一个花簇，练习者要计数而行，专注而为"。通过计数这种形式将意识和呼吸连接在一起，以气息带动练习，也体现了瑜伽中连接、结合的含义。

阿斯汤伽瑜伽的梵文计数：

0＝samasthittih；

1＝ekam；

2＝dve；

3＝trini；

4＝catvari；

5＝panca；

6＝sat；

7＝sapta；

8＝astau；

9＝nava；

10＝dasa；

11＝ekadasa；

12＝dvadasa；

13＝trayodasa；

14＝caturdasa；

15＝pancadasa；

16＝sodasa；

17＝saptadasa；

18＝astadasa；

19＝ekonavimsatih；

20＝vimsatih；

21＝ekavimsatih；

22＝dvavimsatih；

23＝trayovimsatih；

24＝caturvimsatih；

25＝pancavimsatih；

26＝sodavimsatih；

27＝saptavimsatih；

28＝astovimsatih。

四、阿斯汤伽瑜伽的练习技巧

阿斯汤伽瑜伽以严谨和科学著称，由固定的体式组成，要按照顺序来练习，其练习顺序是逐步递进的过程，不能颠倒顺序。整个练习过程要有节奏、不间断，流畅而有力，其中有大量需要过渡、串联的动作，在过渡和穿越练习中，每次抬起和跳回时，都是通过手臂支撑来抬起和移动重心，使得呼吸和运动保持同样的节奏，逐步使呼吸更加顺畅且均匀。

(一)过渡技巧

1. 跳跃式过渡

阿斯汤伽瑜伽中有两次跳跃式过渡练习，一次是向前跳跃，另一次是向后跳跃，跳跃过程中收腹、收核心，身体要主动发力、主动控制。

(1)向前跳(直腿或屈膝均可)。从下犬式开始，身体重心向前移动，转移到双手，收紧核心，臀部双腿向上跳，双手压紧垫面，双脚有控制地轻落在双手之间，吸气，抬头延展脊柱，进入半前屈式。

(2)向后跳。从站立前屈式开始，身体重心转移到手，收紧核心，臀部双腿向上向后跳，双手压紧垫面，手臂伸直，肩膀位于手腕之前。把肩关节作为一个支点，臀部向上摆，头部就会往下摆，颈部上扬，主动发力支撑，推动身体向上向后，眼睛注视地板，脚掌着地，双脚的距离与髋部同宽，进入四柱式。

2. 走步式过渡

在阿斯汤伽瑜伽练习中，如果跳跃式过渡练习有困难或初级练习者，可以选择走步式过渡练习。走步过程中收腹、收核心，身体要主动发力、主动控制。

(1)向前走。从下犬式开始，身体重心向前移动，转移到双手，收紧臀部，右腿提高向前落至双手之间，左脚紧随其后，双手压紧垫面，双脚有控制地依次轻落在双手之间，吸气，抬头延展脊柱，进入站立前屈式。

(2)向后走。从站立前屈式开始，身体重心转移到手，右腿向上向后落地，左脚紧随其后，双手压紧垫面。双脚的距离与髋部同宽，进入四柱式。

(二)穿越技巧

在坐姿系列中，从山式坐姿开始，有7个系列动作在前面铺垫着进入坐姿体式，结束后有6个系列动作带出坐姿体式，回到山式坐姿。

1. 向前穿越（屈膝或直腿均可）

从下犬式开始，屈双膝，收紧核心，臀部双腿向上向前跳起，双手压紧垫面，身体重心完全移到手，双腿有控制地轻落在双手之间，坐于垫面，进入山式坐姿。

2. 向后穿越

从山式坐姿开始，屈髋屈膝，小腿交叉，大小腿尽可能靠近胸腔，收紧核心，双手压紧垫面支撑臀部，双腿向上提起，身体重心完全移到手上，双腿向后并拢、伸展、落垫，弯曲双肘，进入四柱式。

第二节　阿斯汤伽瑜伽初级序列体式

一、拜日式 A、B 序列

（一）拜日式 A 序列

山式站姿，眼看鼻尖。

1. ekam：吸气，双臂向上掌心合十，眼看拇指，进入展臂式。

2. dve：呼气，身体前屈，双手向下落脚两侧，眼看鼻尖，进入站立前屈伸展式。

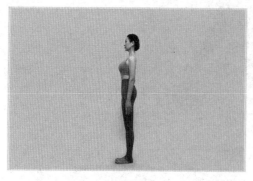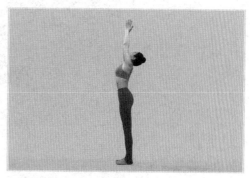

3. trini：吸气，脊柱后背向前伸展，眼看眉心，进入半前屈式。

4. catvari：呼气，双手压实，双腿屈膝走或跳至四柱式，眼看鼻尖。

5. panca：吸气，脚尖滚动到上犬式，眼看眉心。

6. sat：呼气，脚尖滚动到下犬式，眼看肚脐。

7. sapta：吸气，向前走或跳至双手间，延展脊柱后背，眼看眉心，进入半前屈式。

8. astau：呼气，身体前屈，眼看鼻尖，进入站立前屈伸展式。

9. nava：吸气，双臂向上掌心合十，眼看拇指，进入展臂式。

呼气，还原山式站姿。

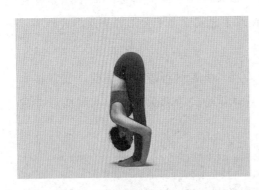
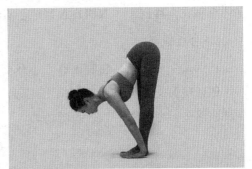

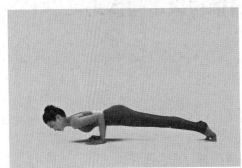
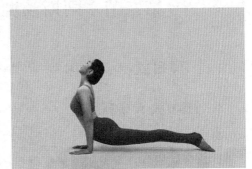

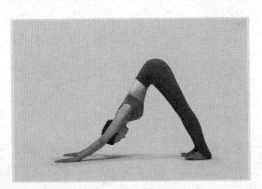

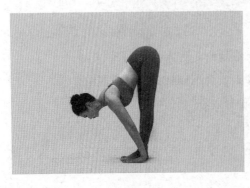
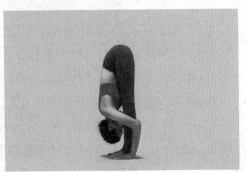

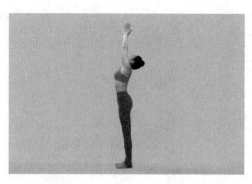 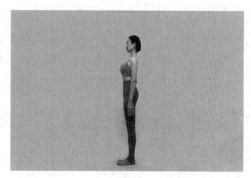

（重复 5 遍。）

（二）拜日式 B 序列

山式站姿，眼看鼻尖。

1. ekam：吸气，屈膝下蹲，双臂上举，眼看拇指，进入幻椅式。

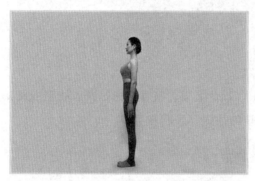 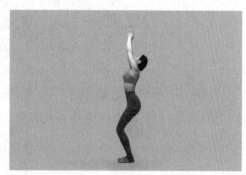

2. dve：呼气，身体前屈，双手向下落脚两侧，眼看鼻尖，进入站立前屈伸展式。

3. trini：吸气，脊柱后背向前伸展，眼看眉心，进入半前屈式。

4. catvari：呼气，双手压实，双腿屈膝走或跳至四柱式，眼看鼻尖。

5. panca：吸气，脚尖滚动到上犬式，眼看眉心。

6. sat：呼气，脚尖滚动到下犬式，眼看肚脐。左脚侧转踩地，右脚前跨至右手内侧。

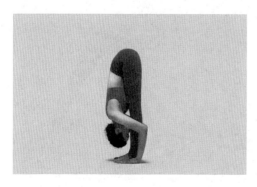 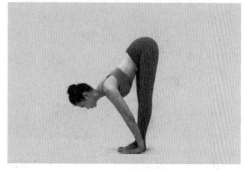

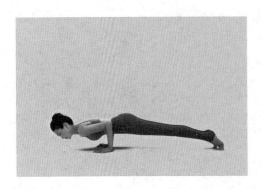
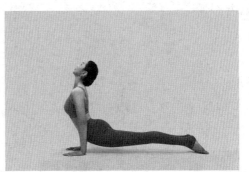
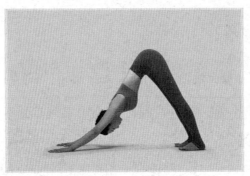

7. sapta：吸气，右膝弯曲 90°，髋摆正，双臂上举，眼看拇指，进入战士一式。

8. astau：呼气，双手落地，左脚向后至四柱式，眼看鼻尖。

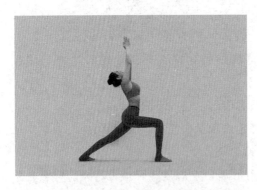
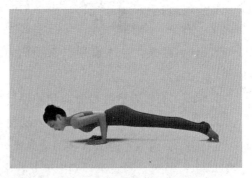
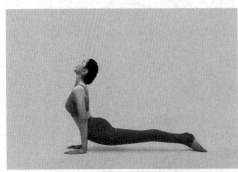
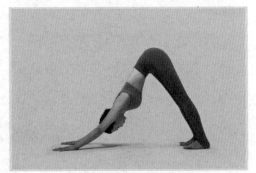

9. nava：吸气，脚尖滚动到上犬式，眼看眉心。

10. dasa：呼气，脚尖滚动到下犬式，眼看肚脐。右脚侧转踩地，左脚前跨至左手内侧。

11. ekadasa：吸气，左膝弯曲 90°，髋摆正，双臂上举，眼看拇指，进入战士一式。

12. dvadasa：呼气，双手压实，左脚向后至四柱式，眼看鼻尖。

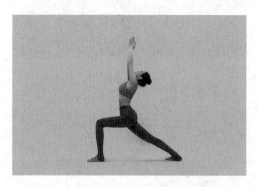
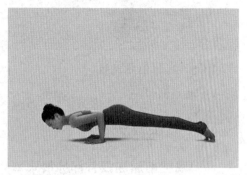

13. trayodasa：吸气，脚尖滚动到上犬式，眼看眉心。

14. caturdasa：呼气，脚尖滚动到下犬式，眼看肚脐。

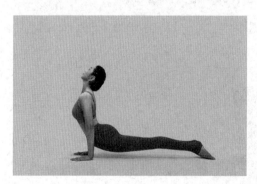
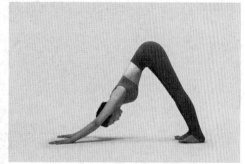

15. pancadasa：吸气，向前走或跳至双手间，延展脊柱后背，眼看眉心，进入半前屈式。

16. sodasa：呼气，身体前屈，眼看鼻尖，进入站立前屈伸展式。

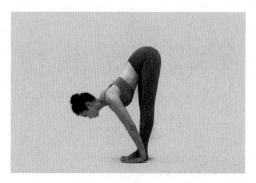
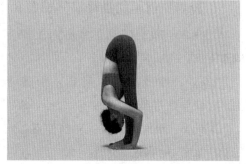

17. saptadasa：吸气，屈膝下蹲，双臂上举，眼看拇指，进入幻椅式。

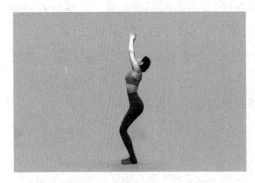
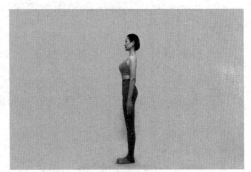

呼气，还原山式站姿。

（重复 5 遍。）

二、站姿序列

（一）双腿前屈加强背部伸展式 A

山式站姿。

1. ekam：吸气，双手食指、中指勾住大脚趾，抬头向前延展。

2. dve：呼气，身体前屈，眼看鼻尖，保持 5 次呼吸。

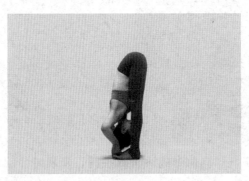

3. trini：吸气，双臂、双腿伸直，延展脊柱后背。

（无须退出，直接向后进入下一体式。）

（二）双腿前屈加强背部伸展式 B

1. ekam：吸气，双手掌心向上踩于脚掌下方，抬头向前延展。

2. dve：呼气，身体前屈，眼看鼻尖，保持 5 次呼吸。

3. trini：吸气，双臂、双腿伸直，延展脊柱后背。

呼气，起身跳回山式站姿。

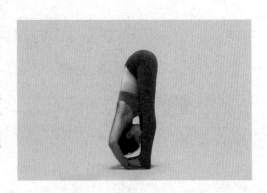

（三）三角伸展式 A

1. ekam：吸气，双脚向右跳分开 120 厘米，右脚外转 90°，手臂侧平举。

2. dve：呼气，右手食指、中指钩住右脚大脚指，胸腔向上转，双臂伸直，眼看左手指尖，保持 5 次呼吸。

3. trini：吸气，起身转向左侧。

4. catvari：呼气，反侧练习。

5. panca：吸气，起身向后转。

准备进入右侧三角伸展式 B。

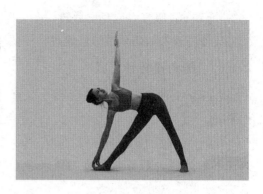

（四）三角伸展式 B

1. ekam：吸气，起身向后转，准备进入右侧三角伸展式 B。

2. dve：呼气，左手落于右脚外侧，双臂伸直，眼看右手指尖，保持 5 次呼吸。

3. trini：吸气，起身转向左侧。

4. catvari：呼气，反侧练习。

5. panca：吸气，起身。

呼气，跳回山式站姿。

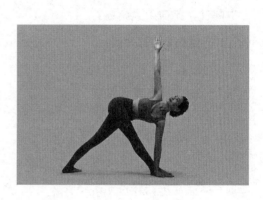

（五）侧角伸展式

1. ekam：吸气，双脚向右跳分开 120 厘米，右脚外转 90°，手臂侧平举。

2. dve：呼气，右膝弯曲 90°，右手放于右脚外侧，胸腔向上转，左手臂伸展过头顶，眼看指尖，保持 5 次呼吸。

3. trini：吸气，起身转向左侧。

4. catvari：呼气，反侧练习。

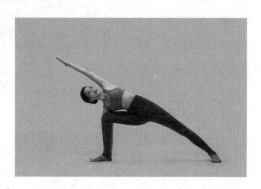

5. panca：吸气，起身向后转。

准备进入右侧侧角扭转伸展式。

(六)侧角扭转伸展式

1. ekam：吸气，起身向后转，双臂侧平举。

2. dve：呼气，右膝弯曲 90°，左手落于右脚外侧，右臂伸展过头顶，眼看右手，保持 5 次呼吸。

3. trini：吸气，起身转向左侧。

4. catvari：呼气，反侧练习。

5. panca：吸气，起身。

呼气，跳回山式站姿。

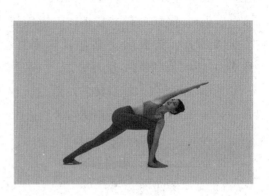

(七)双角式 A

1. ekam：吸气，双脚向右跳分开 120 厘米，双脚平行，双手扶髋。

2. dve：呼气，双手落于双脚内侧。吸气，双手推地延展脊柱后背。

3. trini：呼气，身体前屈，头顶靠近地面，眼看鼻尖，保持 5 次呼吸。

4. catvari：吸气，双手推地延展脊柱后背。

呼气，双手扶髋，直立起身。

准备进入双角式 B。

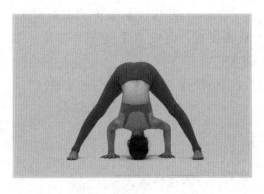

(八)双角式 B

1. ekam：吸气，双臂打开。

2. dve：呼气，双手扶髋，双肘向后收。

3. trini：吸气，延展胸腔脊柱。呼气，身体前屈，头顶靠近地面，眼看鼻尖，保持 5 次呼吸。

4. catvari：吸气，直立起身。

准备进入双角式 C。

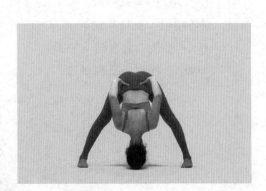

（九）双角式 C

1.ekam：吸气，双臂打开。

2.dve：呼气，双手背后交扣，手臂伸直。吸气，延展胸腔脊柱。

3.trini：呼气，身体前屈，头顶靠近地面，眼看鼻尖，保持 5 次呼吸。

4.catvari：吸气，直立起身。

准备进入双角式 D。

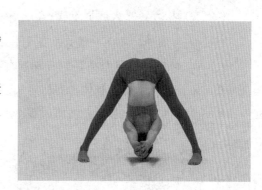

（十）双角式 D

1.ekam：吸气，双臂打开。

2.dve：呼气，双手扶髋。

3.trini：吸气，延展胸腔脊柱。呼气，身体前屈，双手食指、中指勾住大脚趾，头顶靠近瑜伽垫面，眼看鼻尖，保持 5 次呼吸。

4.catvari：吸气，延展脊柱后背。呼气，双手扶髋。

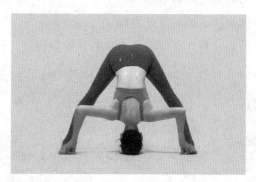

5.panca：吸气，直立起身。

呼气，跳回山式站姿。

（十一）单腿加强背部伸展式

1.ekam：吸气，双脚向右跳分开 90 厘米，身体向右转 90°，手臂背后反祈祷，延展脊柱。

2.dve：呼气，身体前屈，额头靠近右膝，眼看鼻尖，保持 5 次呼吸。

3.trini：吸气，起身转向后侧。

4.catvari：呼气，反侧练习。

5.panca：吸气，直立起身。

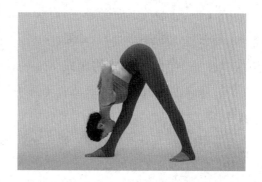

呼气，跳回山式站姿。

(十二)站立手抓大脚趾伸展式

1. ekam：吸气，左手扶髋，右手勾住右脚大脚趾，向前伸展，延展脊柱。

2. dve：呼气，身体前屈，额头靠近右膝，眼看脚趾，保持 5 次呼吸。

3. trini：吸气，直立身体，脊柱延展。

4. catvari：呼气，右手拉右脚外展 90°，眼看左侧，保持 5 次呼吸。

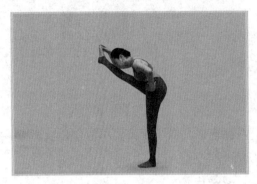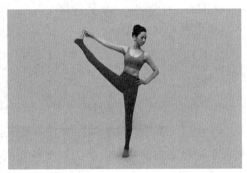

5. panca：吸气，身体回正，拉高右腿。

6. sat：呼气，身体前屈，额头靠近右膝。

7. sapta：吸气，抬头，直立身体，双手扶髋，眼看脚趾，保持 5 次呼吸。

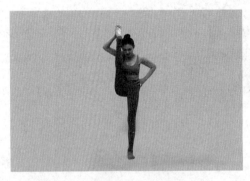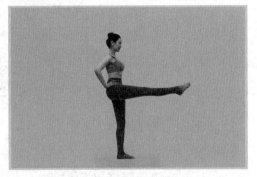

呼气，落脚回到山式站姿。

8. astau：吸气，反侧练习。

结束后，落脚回到山式站姿。

(十三)半莲花站立前屈式

1. ekam：吸气，右脚半莲花式落于左腿内侧，右手向后向侧抓握右脚，延展脊柱。

2. dve：呼气，身体前屈，额头靠近左膝，左手落于左脚外侧，眼看鼻尖，保持 5 次呼吸。

3. trini：吸气，抬头伸展脊柱。

4. catvari：呼气，左手离地。

5. panca：吸气，直立起身。

呼气，落脚回到山式站姿。

6. sat：呼气，反侧练习。

结束后，落脚回到山式站姿。

（十四）幻椅式

1. ekam：吸气，双臂上举，进入展臂式。

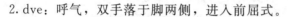

2. dve：呼气，双手落于脚两侧，进入前屈式。

3. trini：吸气，延展胸腔脊柱，进入半前屈式。

4. catvari：呼气，后跳进入四柱式。

5. panca：吸气，滚动脚趾，进入上犬式。

6. sat：呼气，滚动脚趾，进入下犬式。

7. sapta：吸气，前跳进入幻椅式，眼看指尖，保持 5 次呼吸。

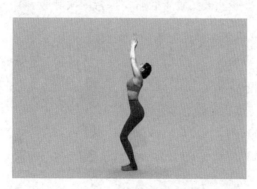

（十五）战士二式

8. astau：呼气，双手落于脚两侧，手支撑身体，重心上提，双脚离地。

9. nava：调整呼气，后跳进入四柱式。

10. dasa：吸气，滚动脚趾，进入上犬式。

11. ekadasa：呼气，滚动脚趾，进入下犬式。

7. sapta：吸气，右脚向前落于双手之间，进入右侧战士一式，眼看指尖，保持 5 次呼吸。

8. astau：呼气，伸直右腿向后转，进入左侧战士一式。

9. nava：吸气，身体微向右侧转动，手臂侧平举，进入左侧战士二式。

10. dasa：吸气，伸直左腿向后转，进入右侧战士二式。

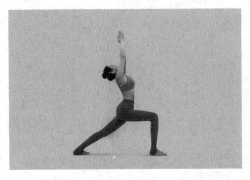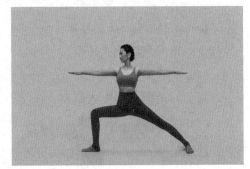

11. ekadasa：呼气，双手落于右脚两侧，右脚向后进入四柱式。

12. dvadasa：吸气，滚动脚趾，进入上犬式。

13. trayodasa：呼气，滚动脚趾，进入下犬式。

吸气，抬头，向前穿越坐于瑜伽垫上。

三、坐姿序列

向前穿越至山式坐姿，低头眼看肚脐，保持 5 次呼吸。

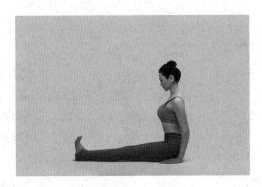

（一）双腿加强背部伸展式 ABC

8. astau：吸气，延展脊柱。

9. nava：呼气，身体前屈，双手食指、中指勾住大脚趾，眼看鼻尖，保持 5 次呼吸。

10. dasa：吸气，抬头，延展胸腔脊柱。

9. nava：呼气，身体前屈，躯干靠近双腿，双手抓脚外侧，眼看鼻尖，保持 5 次呼吸。

10. dasa：吸气，抬头，延展胸腔和脊柱。

9. nava：呼气，身体前屈，躯干靠近双腿，右手抓握左手手腕落于脚心，眼看鼻尖，保持 5 次呼吸。

10. dasa：吸气，抬头，延展胸腔脊柱。

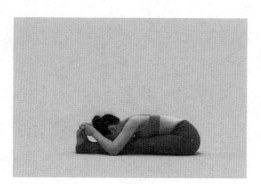

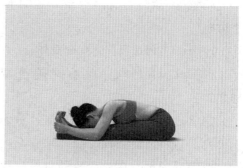

11. ekadasa：呼气，双手支撑，臀部上提。

12. dvadasa：屈双膝小腿交叉，向后穿越至四柱式。

13. trayodasa：吸气，滚动脚趾，进入上犬式。

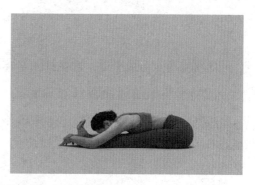

14. caturdasa：呼气，滚动脚趾，进入下犬式。

向前穿越至山式坐姿，准备进入反台式。

（二）反台式

呼气，双臂落于臀部后方，指尖朝前。

8. astau：吸气，臀部上提，双腿伸直，脚掌落地，头部自然伸展，眼看眉心，保持 5 次呼吸。

9. nava：呼气，身体回落，再次吸气，双臂支撑，提起身体。

10. dasa：呼气，向后穿越到四柱式。

11. ekadasa：吸气，滚动脚趾，进入上犬式。

12. dvadasa：呼气，滚动脚趾，进入下犬式。

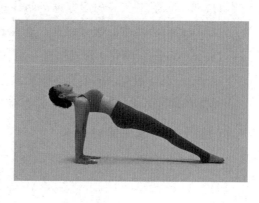

向前穿越至山式坐姿，准备进入半莲花前屈加强背部伸展式。

（三）半莲花前屈加强背部伸展式

吸气，屈右膝，右腿半莲花式盘于左腿根部，右手向后抓握右脚，左手抓握左脚。

8. astau：呼气，身体前屈，下巴靠近膝盖，眼看脚趾，保持 5 次呼吸。

9.nava：吸气，身体直立，松开双手撑地。

10.dasa：再次吸气，提起身体。

11.ekadsa：呼气，向后穿越至四柱式。

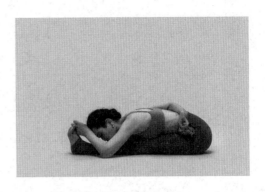

12.dvadasa：吸气，滚动脚趾，进入上犬式。

13.trayodasa：呼气，滚动脚趾，进入下犬式。

14.caturdasa：吸气，向前穿越至山式坐姿，进行反侧练习。

向前穿越至山式坐姿，准备进入半英雄前屈加强背部伸展式。

(四)半英雄前屈加强背部伸展式

吸气，屈右膝，右脚落于右臀部外侧，右手抓握左手腕，落于左脚前侧，延展脊柱。

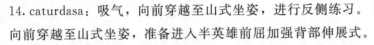

8.astau：呼气，身体前屈，下巴靠近膝盖，眼看脚趾，保持5次呼吸。

9.nava：吸气，身体直立，松开双手撑地。

10.dasa：再次吸气，提起身体。

11.ekadasa：呼气，向后穿越至四柱式。

12.dvadasa：吸气，滚动脚趾，进入上犬式。

13.trayodasa：呼气，滚动脚趾，进入下犬式。

14.caturdasa 吸气，向前穿越至山式坐姿，进行反侧练习。

向前穿越至山式坐姿，准备进入头碰膝前屈伸展式 A。

(五)头碰膝前屈伸展式 A

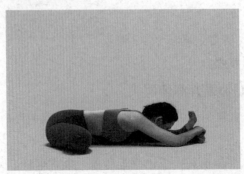

吸气，屈右膝，右脚心贴于左大腿内侧，右手抓握左手腕，落于左脚前侧，延展脊柱。

8. astau：呼气，身体前屈，下巴靠近膝盖，眼看脚趾，保持 5 次呼吸。

9. nava：吸气，身体直立，松开双手撑地。

10. dasa：再次吸气，提起身体。

11. ekadasa：呼气，向后穿越到四柱式。

12. dvadasa：吸气，滚动脚趾，进入上犬式。

13. trayodasa：呼气，滚动脚趾，进入下犬式。

14. caturdasa：吸气，向前穿越至山式坐姿，进行反侧练习。

向前穿越至山式坐姿，准备进入头碰膝前屈伸展式 B。

(六)头碰膝前屈伸展式 B

吸气，屈右膝，臀部坐于右脚跟，右腿外展打开，右手抓握左手腕，落于左脚前侧，延展脊柱。

8. astau：呼气，身体前屈，下巴靠近膝盖，眼看脚趾，保持 5 次呼吸。

9. nava：吸气，身体直立，松开双手撑地。

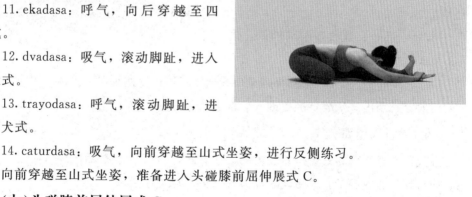

10. dasa：再次吸气，提起身体。

11. ekadasa：呼气，向后穿越至四柱式。

12. dvadasa：吸气，滚动脚趾，进入上犬式。

13. trayodasa：呼气，滚动脚趾，进入下犬式。

14. caturdasa：吸气，向前穿越至山式坐姿，进行反侧练习。

向前穿越至山式坐姿，准备进入头碰膝前屈伸展式 C。

(七)头碰膝前屈伸展式 C

吸气，屈右膝，右脚跟靠近会阴处，右腿充分外旋，前脚掌踩地，脚心垂直于地面，右手抓握左手腕，落于左脚前侧，延展脊柱。

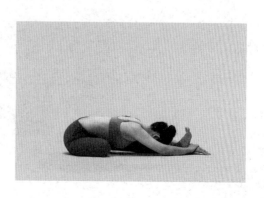

8. astau：呼气，身体前屈，下巴靠近膝盖，眼看脚趾，保持 5 次呼吸。

9. nava：吸气，身体直立，松开双

手撑地。

 10. dasa：再次吸气，提起身体。

 11. ekadasa：呼气，向后穿越至四柱式。

 12. dvadasa：吸气，滚动脚趾，进入上犬式。

 13. trayodasa：呼气，滚动脚趾，进入下犬式。

 14. caturdasa：吸气，向前穿越至山式坐姿，进行反侧练习。

 向前穿越至山式坐姿，准备进入圣哲玛里奇式 A。

（八）圣哲玛里奇式 A

 吸气，屈右膝，右脚靠近臀部，身体前屈，右臂内旋向后环抱右腿胫骨，左手向后抓握右手腕，延展脊柱。

 8. astau：呼气，身体前屈，下巴靠近膝盖，眼看脚趾，保持 5 次呼吸。

 9. nava：吸气，身体直立，松开双手撑地。

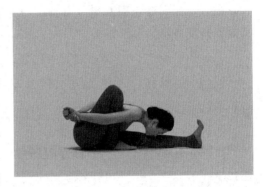

 10. dasa：再次吸气，提起身体。

 11. ckadasa：呼气，向后穿越至四柱式。

 12. dvadasa：吸气，滚动脚趾，进入上犬式。

 13. trayodasa：呼气，滚动脚趾，进入下犬式。

 14. caturdasa：吸气，向前穿越至山式坐姿，进行反侧练习。

 向前穿越至山式坐姿，准备进入圣哲玛里奇式 B。

（九）圣哲玛里奇式 B

 吸气，左腿半莲花式盘于右腿根部，屈右膝，右脚靠近臀部，身体前屈，右臂内旋向后环抱右腿胫骨，左手向后抓握右手腕，延展脊柱。

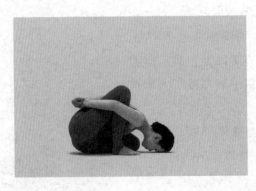

8. astau：呼气，身体前屈，下巴靠近膝盖，眼看鼻尖，保持 5 次呼吸。

9. nava：吸气，身体回正，松开双手撑地。

10. dasa：再次吸气，提起身体。

11. ekadasa：呼气，向后穿越至四柱式。

12. dvadasa：吸气，滚动脚趾，进入上犬式。

13. trayodasa：呼气，滚动脚趾，进入下犬式。

14. caturdasa：吸气，向前穿越至山式坐姿，进行反侧练习。

向前穿越至山式坐姿，准备进入圣哲玛里奇式 C。

（十）圣哲玛里奇式 C

7. sapta：吸气，屈右膝，右脚靠近臀部，身体扭转，左臂内旋腋窝抵于右膝下方，右手向后抓握左手腕，延展脊柱。

呼气，身体向右后方加深扭转，眼看后方，保持 5 次呼吸。

吸气，身体回正，松开双手撑地。

8. astau：再次吸气，提起身体。

9. nava：呼气，向后穿越至四柱式。

10. dasa：吸气，滚动脚趾，进入上犬式。

11. ekadasa：呼气，滚动脚趾，进入下犬式。

12. dvadasa：吸气，向前穿越至山式坐姿，进行反侧练习。

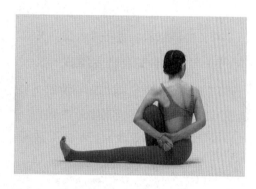

向前穿越至山式坐姿，准备进入圣哲玛里奇式 D。

（十一）圣哲玛里奇式 D

7. sapta：吸气，左腿半莲花式盘于右腿根部，屈右膝，右脚靠近臀部，身体扭转，左臂内旋腋窝抵于右膝下方，右手向后抓握左手腕，延展脊柱。

呼气，身体向右后方加深扭转，眼看后方，保持 5 次呼吸。

吸气，身体回正，松开双手撑地。

8. astau：再次吸气，提起身体。

9. nava：呼气，向后穿越至四柱式。

10. dasa：吸气，滚动脚趾，进入上犬式。

11. ekadasa：呼气，滚动脚趾，进入下犬式。

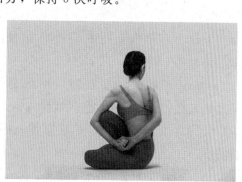

12. dvadasa：吸气，向前穿越至山式坐姿，进行反侧练习。

向前穿越至山式坐姿，准备进入船式。

(十二)船式

吸气，山式坐姿。

7. sapta：呼气，双腿上提，脚尖高于头顶，双臂前平举，眼看脚趾，保持5次呼吸。

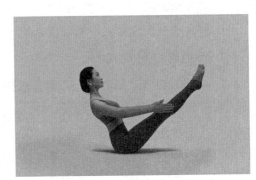

8. astau：呼气，交叉小腿。双手支撑上提一次身体。

以上第7步、第8步，重复5次。

9. nava：呼气，向后穿越至四柱式。

10. dasa：吸气，滚动脚趾，进入上犬式。

11. ekadasa：呼气，滚动脚趾，进入下犬式。

准备向前穿越，直接进入腿交叉双臂支撑式。

(十三)腿交叉双臂支撑式

7. sapta：吸气，双脚向前跳跃至双手外侧，身体前屈，双手抓住脚踝，将肩膀抵于双膝后侧，手落垫支撑身体悬空，双脚交叉于胸前。

呼气，下巴靠近地面，小腿交叉悬空，眼看眉心，保持5次呼吸。

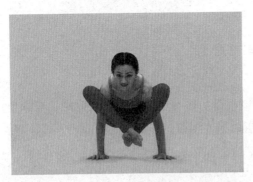

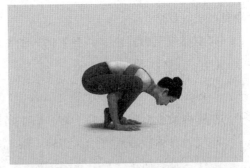

8. astau：吸气，抬头，延展脊柱，双腿伸直。

9. nava：呼气，收双腿，屈双膝，抵于腋窝处，保持呼吸，进入鹤禅式。

10. dasa：再次呼气，向后穿越至四柱式。

11. ekadasa：吸气，滚动脚趾，进入

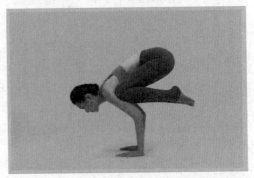

上犬式。

12. dvadasa：呼气，滚动脚趾，进入下犬式。

准备向前穿越，直接进入龟式。

(十四)龟式和卧龟式

7. sapta：吸气，双脚向前跳跃至双手外侧，身体前屈，双手抓住脚踝，将肩膀抵于双膝后侧，双手落垫支撑身体悬空，双脚向前伸直。

呼气，身体保持前屈落于地面，膝窝压于腋窝后侧，下巴点地，眼看眉心，保持5次呼吸。

吸气，抬头，延展脊柱，双腿伸直。

呼气，双脚交叉落于头部后侧，保持呼吸，双手背后相扣。

8. astau：呼气，身体完全前屈进入卧龟式，额头点地，眼看眉心，保持5次呼吸。

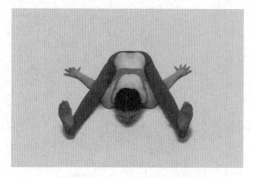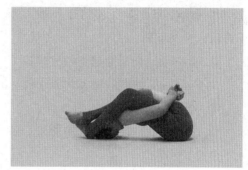

9. nava：吸气，松开双手撑地，上提身体。

10. dasa：呼气，解开双腿进入鹤禅式。

11. ekadasa：再次呼气，后跳进入四柱式。

12. dvadasa：吸气，滚动脚趾，进入上犬式。

13. trayodasa：呼气，滚动脚趾，进入下犬式。

向前穿越，准备进入胎儿式。

(十五)胎儿式和公鸡式

7. sapta：吸气，双脚向前穿越至山式坐姿。

呼气，放松双腿盘成莲花式，双臂穿过大小腿交叠处（脚踝上方），双臂弯曲手肘，手捧脸颊，眼看鼻尖，保持5次呼吸。

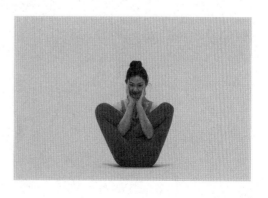

吸气，控制身体平衡稳定。

8. astau：呼气，低头，手放头顶，保持脊柱屈曲，保持呼吸向后滚动，按顺时针方向滚动 10 次，随最后一次滚动身体面向正前方。

9. nava：呼气，身体重心滚动向前，双手支撑身体离地面，直接进入公鸡式，眼看眉心，保持 5 次呼吸。

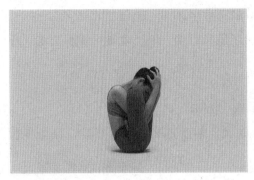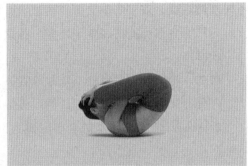

10. dasa：呼气，身体落下，抽出双手撑地，交叉双腿。

11. ekadasa：向后穿越至四柱式。

12. dvadasa：吸气，滚动脚趾，进入上犬式。

13. trayodasa：呼气，滚动脚趾，进入下犬式。

向前穿越，准备进入束角式。

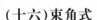

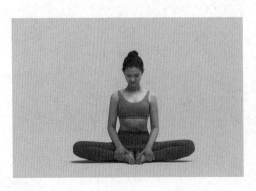

（十六）束角式

7. sapta：吸气，向前穿越至山式坐姿。

呼气，弯曲双膝，脚心相对，双腿外旋靠近地面，双手抓脚掌。吸气，抬头，延展脊柱。

8. astau：呼气，身体前屈，下巴靠近地面，眼看鼻尖，保持 5 次呼吸。

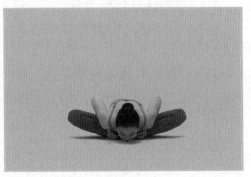

9. nava：吸气，身体直立，延展脊柱。

8. astau：呼气，骨盆后倾，腹部内收，脊柱卷曲，额头触碰脚趾，眼看鼻尖，保持 5 次呼吸。

9. nava：吸气，身体直立，延展脊柱。

8. astau：呼气，松开双手撑地，交叉双腿。

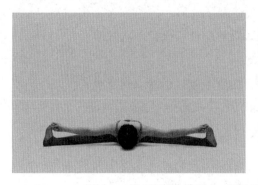

10. dasa：向后穿越至四柱式。

11. ekadasa：吸气，滚动脚趾，进入上犬式。

12. dvadasa：呼气，滚动脚趾，进入下犬式。

向前穿越，准备进入坐角式。

(十七)坐角式

7. sapta：吸气，向前穿越至山式坐姿。

8. astau：呼气，双腿向两侧打开，双手食指、中指勾住大脚趾，脊柱屈曲，下巴靠近地面，眼看眉心，保持 5 次呼吸。

9. nava：吸气，抬头，延展脊柱。

8. astau：呼气，双臂提拉，双腿向上，眼看上方，保持 5 次呼吸。

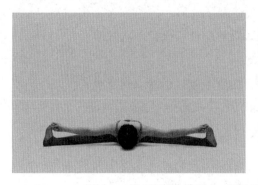
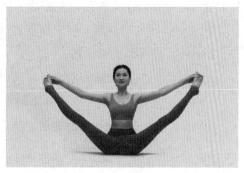

9. nava：呼气，松开双手撑地，交叉双腿。

10. dasa：向后穿越至四柱式。

11. ekadasa：吸气，滚动脚趾，进入上犬式。

12. dvadasa：呼气，滚动脚趾，进入下犬式。

向前穿越，准备进入双角犁式。

(十八)双角犁式

7. sapta：吸气，向前穿越至山式坐姿。

8. astau：呼气，向后仰卧，双脚落于头顶上方地面并向两侧打开，双手食指、中指勾住大脚趾，双臂、双腿伸直，眼看肚脐，保持 5 次呼吸。

9. nava：呼气，滚动起身，双腿向前落地，身体前屈。

吸气，抬头，延展脊柱。

10. dasa：呼气，松开双手撑地，交叉双腿。

11. ekadasa：向后穿越至四柱式。

12. dvadasa：吸气，滚动脚趾，进入上犬式。

13. trayodasa：呼气，滚动脚趾，进入下犬式。

向前穿越，准备进入卧手抓大脚趾伸展式。

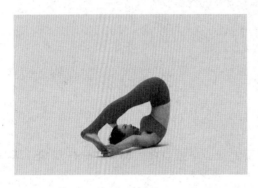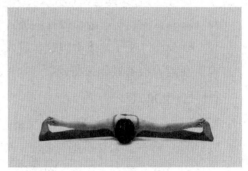

（十九）卧手抓大脚趾伸展式

7. sapta：吸气，向前穿越至山式坐姿。呼气，向后仰卧，自然呼吸，抬右腿，右手食指、中指勾住大脚趾，左手落于左大腿面。

8. astau：呼气，前屈，躯干靠近右腿，眼看脚趾，保持 5 次呼吸。

9. nava：吸气，头部回落。

8. astau：呼气，右腿、右手外展落地，眼看上方，保持 5 次呼吸。

9. nava：吸气，右腿、右手向中回正。

8. astau：呼气，躯干再次贴靠右腿。

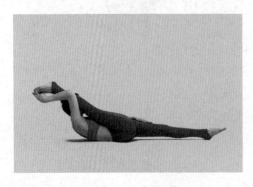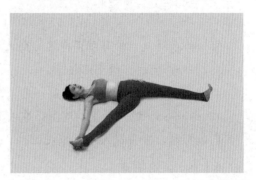

9. nava：吸气，头部回落。

10. dasa：呼气，右手、右脚落地，还原仰卧。

调整呼吸，反侧练习；结束后，上提双腿向后滚翻，进入四柱式。

11. ekadasa：吸气，滚动脚趾，进入上犬式。

12. dvadasa：呼气，滚动脚趾，进入下犬式。

向前穿越，准备进入坐姿抓趾伸展式。

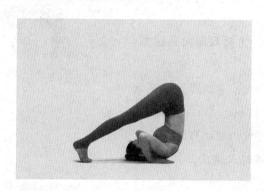

(二十)坐姿抓趾伸展式

7. sapta：吸气，向前穿越至山式坐姿。

呼气，向后仰卧，自然呼吸，抬双腿向上落于头顶上方，双手抓脚趾。

8. astau：吸气，身体滚动向前至坐立，双臂、双腿伸直，核心收紧，眼看脚趾，保持5次呼吸。

9. nava：吸气，前屈，双腿靠近躯干，眼看脚趾，保持5次呼吸。

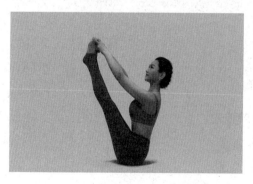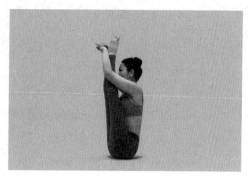

10. dasa：呼气，松开双手撑地，交叉小腿。

11. ekadasa：向后穿越至四柱式。

12. dvadasa：吸气，滚动脚趾，进入上犬式。

13. trayodasa：呼气，滚动脚趾，进入下犬式。

向前穿越，准备进入桥式。

(二十一)桥式

7. sapta：吸气，向前穿越至山式坐姿。

呼气，向后仰卧，弯曲双膝，脚踩地，提胸腔，头顶点地，双手环抱于胸前。

8. astau：吸气，双脚伸直蹬地，核心收紧使身体离地，眼看鼻尖，保持5次呼吸。

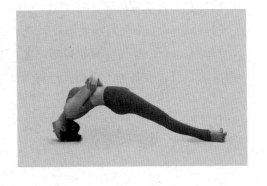

9. nava：呼气，身体回落，还原仰卧。

10. dasa：呼气，上提双腿向后滚翻，进入四柱式。

11. ekadasa：吸气，滚动脚趾，进入上犬式。

12. dvadasa：呼气，滚动脚趾，进入下犬式。

向前穿越，准备进入轮式。

(二十二)轮式

7. sapta：吸气，向前穿越至山式坐姿。

呼气，向后仰卧，弯曲双膝，脚靠近臀部，踩实地面，双手落于耳朵两侧，指尖朝向身体。

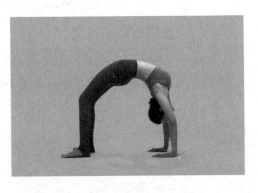

8. astau：吸气，双手、双脚同时用力，身体向上推起成弓形，眼看鼻尖，保持5次呼吸。

9. nava：呼气，身体回落。

重复第7步、第8步，连续做3组。

10. dasa：呼气，上提双腿向后滚翻至四柱式。

11. ekadasa：吸气，滚动脚趾，进入上犬式。

12. dvadasa：呼气，滚动脚趾，进入下犬式。

向前穿越，准备进入背部前屈伸展式。

(二十三)背部前屈伸展式

7. sapta：吸气，向前穿越至山式坐姿。

呼气，双手抓脚。吸气，延展脊柱。

8. astau：呼气，身体前屈，躯干靠近双腿，眼看脚趾，保持5次呼吸。

9. nava：呼气，松开双手支撑，上提双腿向后穿越，进入四柱式。

10. dasa：吸气，滚动脚趾，进入上犬式。

11. ekadasa：呼气，滚动脚趾，进入下犬式。

12. dvadasa：吸气，前跳至双手间，延展脊柱。

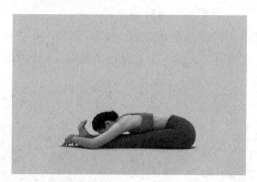

13. trayodasa：呼气，身体前屈，额头靠近小腿。

14. caturdasa：吸气，直立起身，展臂向上。呼气，还原至山式站姿。

四、结束序列

(一)肩倒立式系列体式

山式站姿。

1. ekam：吸气，伸展手臂向上。

2. dve：呼气，身体前屈，额头靠近小腿。

3. trini：吸气，延展脊柱。

4. catvari：呼气，双手压实地面，双脚后跳至四柱式。

5. panca：吸气，滚动脚趾，进入上犬式。

6. sat：呼气，滚动脚趾，进入下犬式。

7. sapta：吸气，向前穿越至山式坐姿，保持呼吸，向后仰卧。

8. astau：吸气，双腿上提至后背离地，双手掌推于后背，辅助支撑身体垂直于地面，进入肩倒立式，眼看鼻尖，保持 10 次呼吸。

9. nava：呼气，屈髋，双脚落于头顶地面，双腿伸直，双臂伸直落于地面，十指交扣，进入犁式，眼看鼻尖，保持 10 次呼吸。

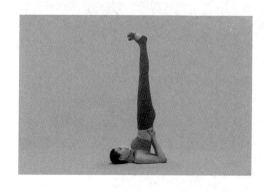
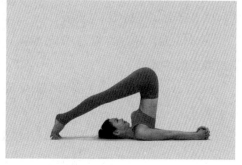

10. dasa：呼气，屈双膝，置于双耳外侧，脚背落地，进入身腿结合犁式，眼看鼻尖，保持 10 次呼吸。

11. ekadasa：吸气，向上还原至肩倒立式。

12. dvadasa：呼气，双腿盘至莲花式，双手支撑，双膝保持平衡，身体和双腿呈 90°，进入手托莲花腿肩倒立式，眼看鼻尖，保持 10 次呼吸。

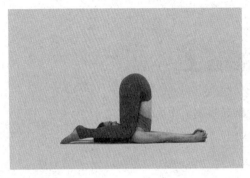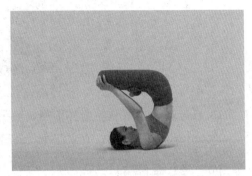

13. trayodasa：呼气，屈髋，双膝靠近胸腔，双手环抱双腿，进入手抱莲花腿肩倒立式，眼看鼻尖，保持 10 次呼吸。

14. caturdasa：呼气，松开双手，后背、双腿缓慢落地，手肘支撑后背抬离地面，胸腔上提，头顶向后点地，双手抓握双脚，进入莲花鱼式，眼看鼻尖，保持 10 次呼吸。

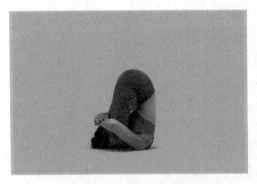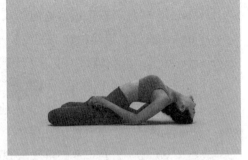

15. pancadasa：吸气，躯干保持不动，解开双手，双脚向上伸直，进入鱼式，眼看鼻尖，保持 10 次呼吸。

16. sodasa：呼气，双腿带动身体向后滚翻至四柱式。

17. saptadasa：吸气，滚动脚趾，进入上犬式。

18. astadasa：呼气，滚动脚趾，进

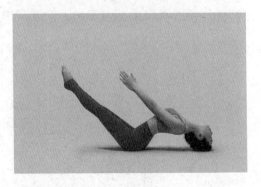

入下犬式。

屈双膝落垫，准备进入头肘倒立式。

(二)头肘倒立式

屈双膝落垫，双手十指交叉，前臂落垫，双肘分开，前臂形成三角形支撑面，头部落于掌心内，头顶落地，脚尖回勾，伸直双腿。

1. ekam：吸气，核心收紧，双腿缓慢离地，直至与躯干成一线，身体垂直地面，进入头肘倒立式，眼看鼻尖，保持 15 次呼吸。

2. dve：呼气，屈髋 90°，眼看鼻尖，保持 10 次呼吸。

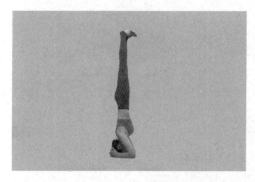
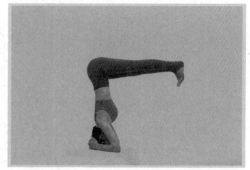

3. trini：吸气，向上还原至头肘倒立式。

4. catvari：呼气，屈髋屈膝，小腿落地，臀部坐足跟，额头触地，手臂前伸，放松身体。

5. panca：双手压实地面，双脚后跳至四柱式。

6. sat：吸气，滚动脚趾，进入上犬式。

7. sapta：呼气，滚动脚趾，进入下犬式。

向前穿越到山式坐姿，准备进入闭莲式。

(三)闭莲式

1. ekam：吸气，屈双膝盘成莲花式，骨盆前倾，双臂向后交叉，双手抓握双脚。

2. dve：呼气，身体前屈，额头触地，眼看眉心，保持 10 次呼吸。

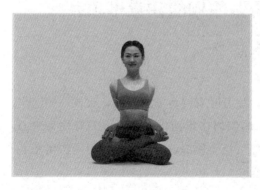
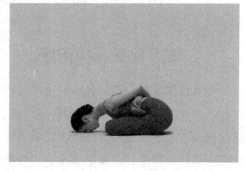

3. trini：吸气，躯干直立，双手臀部后方支撑地面，脊柱胸腔向后伸展。

4. catvari：呼气，双手成智慧手印落于双膝上，躯干回正，眼看眉心，保持 10 次呼吸。

5. panca：吸气，双手支撑地面，核心收紧，双腿抬离地面，进入公鸡式，眼看鼻尖，保持 10 次呼吸。

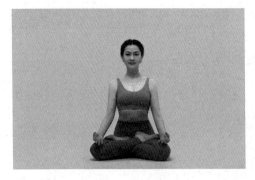 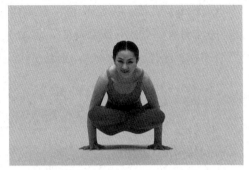

6. sat：吸气，滚动脚趾，进入上犬式。

7. sapta：呼气，滚动脚趾，进入下犬式。

向前穿越至山式坐姿，向后仰卧，进入摊尸式休息。

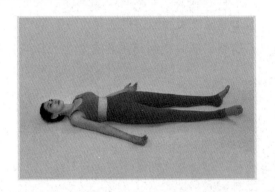

第三节　练习阿斯汤伽瑜伽的注意事项

一、练习前要保持空腹

阿斯汤伽瑜伽使用的是乌加依呼吸法，练习时有许多需要收腹、收核心的动作，因此，要在练习前 1~2 个小时保持空腹。瑜伽的体位动作是以人体的脊柱为中心，进行前后、左右的伸展、挤压，过重的胃部负担会使练习者在练习过程中产生恶心、头痛、胸闷的现象，严重的甚至会出现呕吐。

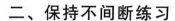

二、保持不间断练习

阿斯汤伽瑜伽是一套固定序列体式的练习，在练习过程中尽量做到不喝水、不擦汗、不讨论、不交流，不中断练习，集中精力，专注练习，不被外界事物干扰。阿斯汤伽瑜伽固定动作、固定练习顺序的益处在于练习者能够在同一体式中感受身心的波动和身体的细微变化，通过不间断的练习，练习者可以打开身体深层次的感知和内在觉察。

三、练习后要休息放松

中国传统养生理念提倡"春生、夏长、秋收、冬藏"，瑜伽练习的过程也是同理。当开始第一个拜日式的时候，就开始进入"春生"，逐渐地唤醒体内的能量，接着进入体式循序渐进地练习，这就是"夏长"的过程，能量在体式练习中不断地生长、交融；当身体练习即将到达极限的时候，内在能量不断突破，这个过程就是"秋收"；最后，经过长时间练习的身体需要逐渐回收能量和冷却身体，这就是"冬藏"。通过休息重新连接身体、重启身体，让一切回归原位。

四、保持运作和呼吸同步

阿斯汤加瑜伽练习的特殊之处就是常说的串联体式，它将身体的运动和呼吸连接在一起，使能量在展开的脊柱中流通，发挥安全引导的作用，避免身体受伤并防止能量在身体内滞留。初学者练习时，在一个呼气或者一个吸气的过程中出现卡顿、呼吸轻重不均、偶尔憋气等现象，都属于正常情况。随着练习不断精进、深入，引导气息下沉、加深，用气息带动身体练习，保持身体伸展、放松，气息会越来越自由，呼吸也会逐步平稳、均匀、圆润、连贯。

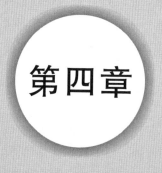

第四章

健身瑜伽调息法

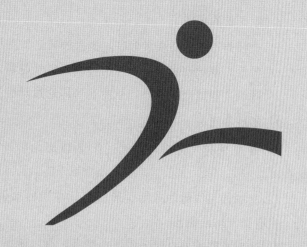

第一节　健身瑜伽常用呼吸法

呼吸法，也称为呼吸练习，是通过有意识地控制呼吸的节奏、深度和方式，促进身体与心理健康的练习方法。通过这种方法，练习者不仅能够提高肺部的通气效率，还能有效减轻压力，改善情绪，从而达到身心和谐的状态。

一、胸式呼吸

1. 练习方法

(1)选择舒适的坐姿或者仰卧，两手放在胸部两侧的肋骨上。

(2)深吸气，胸部扩张，腹部保持平坦，把空气直接吸入胸腔。吸气加深时，腹部向内朝脊柱方向收缩，促进胸肋继续向外、向上扩张。

(3)深呼气，肋骨向下并向内收，排出体内气体。

2. 作用与功效

(1)有助于将体内的废气、浊气、淤气排出体外。

(2)在情绪不稳定的时候，胸式呼吸可以使心态逐渐平和、稳定。

3. 注意事项

不能穿紧身内衣进行练习。

二、腹式呼吸

1. 练习方法

(1)选择舒适的坐姿或者仰卧，挺直腰背，双手放在肚脐上方。

(2)吸气，膈肌收缩下降，腹部隆起，吸气越深，腹部隆起越高。

(3)呼气，膈肌舒张回升，把所有气体通过鼻腔排出，腹部平复。

2. 作用与功效

(1)促进全身气血循环，通过按摩腹部内脏，有助于排出体内废气、浊气和淤气。

(2)腹肌的起伏运动有助于肠胃消化功能的加强，使人体对养分的吸收更加充分，也有助于防治便秘。

(3)平时走路或站立时采用腹式呼吸，可以使小腹肌肉变得紧缩而结实，有减肥瘦身的效果。

3. 注意事项

腹式呼吸时胸部、肩部要保持平稳，随着空气的吸入和排出只有腹部会产生起伏变化。

三、完全式呼吸

1. 练习方法

(1)选择舒适的坐姿或者仰卧，一只手放在胸前，另一只手放在肚脐上方。

(2)吸气，从小腹区域慢慢向整个腹部区域延伸，当腹部区域隆起的时候，气体开始上移充满胸部区域的下半部分，接着充满胸部区域的上半部分，尽量将胸部扩张到最大程度，此时肩膀会略微升起，腹部也将向外隆起，直至吸气吸到双肺的最大容量。

(3)吸气吸到最大限度时，开始按相反的顺序呼气，首先放松胸部，然后放松腹部，最后收缩腹部肌肉使肺部呼出最大量的空气。

2. 作用与功效

(1)完全式呼吸可以增加氧气供应，使血液得到彻底净化。

(2)完全式呼吸可以使膈肌和胸腔得到有效锻炼，增强人体对感冒、支气管炎、哮喘和其他呼吸系统疾病的抵抗能力。

3. 注意事项

完全式呼吸应是顺畅而轻柔的，整个呼吸过程不要匆忙或使劲，应当稳定、渐进地完成。

第二节　健身瑜伽常用调息法

一、调息法

瑜伽调息法在梵文中用"pranayama"表示，其中"prana"意思是"生命的能量、呼吸的气息、生命之气"，"yama"是"延长、控制"的意思。因此，调息法就是对呼吸的控制和延续，也称为呼吸控制法。

调息法通过有规律地吸气和呼气及有意识地屏息，刺激和按摩所有的内脏器官，进而唤醒潜藏在体内的能量(生命之气)，使之得以保存、调理和提升。通过调息法的练习，可以获得对生命能量的控制，使神经系统安静下来，平息大脑的活动，使注意力更加集中，也使身体和大脑产生宁静广阔的感觉，帮助机体唤醒潜藏的精神能量。

瑜伽理论认为，当人控制了生命之气以后，就可以进而控制宇宙中的其他能量。虽然瑜伽调息法带有一定的神秘色彩，但确实是一套行之有效的健身调息法。正确的调息法能增加氧气的吸入量、净化血液，并提高肺活量，强化肺功能。它还可以增进人体消化器官的活动，对内分泌腺的分泌活动产生影响，并且有助于消除疲劳、减轻焦虑、改善精神面貌。

呼吸是将身体与精神联系起来的纽带。呼吸的方式与人的感情和心态有着本质的联系，平稳而有控制的呼吸能增强人的活力。有意识的呼吸控制可以平抑情绪的波动，有助于练习者找到强大、平静的自我。所以，瑜伽经典理论认为："呼吸是瑜伽实践的源头。"

(一)经络调息(Nadi Shodhana Pranayama)

1. 练习方法

(1)坐直，保持脊柱笔直，闭上眼睛。

(2)首先，用右手的拇指堵住右鼻孔，通过左鼻孔深吸气；然后，用右手的无名指堵住左鼻孔，释放右鼻孔，同时呼气，继续通过右鼻孔吸气，最后再次通过左鼻孔呼气。

(3)重复这一过程数次，通常为5～30分钟。

2. 作用与功效

(1)平衡体内的能量通道(经络)。

(2)提高专注力和精神清晰度。缓解压力和焦虑，帮助放松精神。

3. 注意事项

练习时保持呼吸自然、平稳，不要用力过猛。每次练习时间不宜过长，避免因用力过度造成头晕或不适。

(二)圣光调息(Kapalabhati Pranayama)

1. 练习方法

(1)坐直，保持脊柱直立，手放在膝盖上。快速用力呼气，腹部向内收缩。

(2)吸气时，腹部自然放松，不需要用力，重复这种快速呼气和自然吸气，通常进行10～30分钟。

2. 作用与功效

(1)清除体内的毒素，增强肺活量。

(2)提高精神状态和警觉性，促进消化和增强腹部肌肉。

3. 注意事项

练习时注意腹部的用力，不要用力过度。有心脏病、高血压的患者或腹部有问题的人应避免练习。开始时可以从较少次数的练习开始，逐渐增加。

(三)蜂鸣调息(Bhramari Pranayama)

1. 练习方法

(1)坐直，闭上眼睛，放松肩膀，用手指轻轻堵住耳朵的耳廓，深深地吸气进入肺部，然后用鼻孔发出蜂鸣声(嗡嗡声)，声音应该是平稳且连续的，持续时间尽可能长。

(2)重复这一过程数次，通常为5～10分钟。

2. 作用与功效

(1)平静神经系统，减轻压力和焦虑，改善睡眠质量。

(2)有助于缓解头痛和紧张。

3. 注意事项

保持呼吸平稳，不要用力过度。有耳部问题或听力问题的人应谨慎练习。初学者应在安静的环境中练习，以熟悉声音的发出方式。

(四)清凉调息(Sheetali Pranayama)

1. 练习方法

(1)坐直，放松身体，闭上眼睛。将舌头卷曲成管状，类似喇叭形，通过舌头的缝隙吸入空气，感受空气的凉爽，完成吸气后，将舌头伸出，缓慢地通过鼻孔呼气。

(2)重复这一过程数次，通常为5～10分钟。

2. 作用与功效

(1)冷却体内的能量，缓解焦虑和愤怒。改善体内热量过高的状态，适合热天或焦虑时练习。

(2)有助于促进消化和减轻胃肠不适。

3. 注意事项

练习时，应确保舌头卷曲正确，否则可能无法充分吸入凉爽空气。有口腔疾病或呼吸系统问题的人应避免练习。练习时要放松，不要强行卷舌。

(五)风箱调息(Bhastrika Pranayama)

1. 练习方法

(1)坐直，保持脊柱直立，手放在膝盖上。深吸气，让鼻孔充满空气，然后快速用力呼气，迅速地重复吸气和呼气的过程，保持节奏。

(2)重复这一过程数次，通常为5～10分钟。

2. 作用与功效

(1)增加体内氧气量，增强能量和耐力。

(2)促进血液循环，帮助排毒；集中精神，提高警觉性。

3.注意事项

初学者应从较慢的节奏开始，逐渐增加速度。有心脏病、高血压或呼吸系统疾病的人应避免练习。练习时注意呼吸的节奏和频率，避免过度疲劳。

(六)喉呼吸(Ujjayi Pranayama)

1.练习方法

(1)坐直，保持脊柱直立，闭上眼睛。吸气时通过鼻孔吸入空气，同时轻微地收紧喉部，使呼吸带有轻微的声音(类似海浪声)，呼气时继续保持这种喉部紧缩的状态，产生连续的声音。

(2)重复这一过程数次，通常为5～10分钟，注意呼吸的平稳和均匀。

2.作用与功效

(1)平稳呼吸，增强专注力和稳定性。

(2)增加体内的热量，有助于改善消化和新陈代谢功能，还有助于放松和冥想，缓解压力。

3.注意事项

练习时，应确保喉部的收紧不会过度，避免引起喉咙不适。有喉部疾病或呼吸问题的人应避免练习。练习时要保持呼吸平稳，避免急促或过度用力。

二、瑜伽调息法练习指南

(一)练习方法时间与地点

(1)练习频率与时长：建议每日练习4次，分别在早上、中午、黄昏和午夜，每次30～60分钟或80轮(每轮包括吸气、内屏息、呼气和外屏息)。若时间有限，最基本的练习时间为15分钟。

(2)最佳练习时间与季节：最佳练习时间为清晨和日落后，这时候空气清新，有助于身心放松。初学者可选择春季和秋季进行练习，因为这两个季节气候变化小，适宜保持稳定的练习习惯。若清晨或晚上的时间不合适，练习者可在完成体式后或其他方便的时间进行调息法练习。

(3)体式与调息法的顺序：如果先练习瑜伽调息法，建议至少等待半小时后再进行体式练习。如果先进行体式练习，需至少间隔15分钟再进行调息法，此时调息法的练习时间可少于30分钟。若练习者在体式后感到疲惫，则应只练习乌伽依呼吸法，避免强迫自己进行其他调息练习。

(4)体式后疲劳处理：体式后如感疲惫，可仅练习喉呼吸法，不强迫自己做调息法。

(5)练习时间与地点：尽量在固定时间练习，练习地点应通风、清洁、无蚊虫，地面平坦，推荐使用瑜伽垫。

(二)练习准备

(1)体式练习：练习相关体式，以锻炼肋间肌、横膈膜及盆底肌等呼吸肌群。

(2)生理准备：练习前清空膀胱和大肠。

(3)个人卫生：剪短指甲，避免在练习中伤到敏感部位。

(三)练习注意事项

(1)唾液处理。练习开始时可能流唾液，应在呼气后咽下唾液，吸气前完成，屏息时避免咽下唾液。放松舌头，不必用力顶住牙齿和上颚。

(2)眼睛与专注。练习调息法时闭眼，练习体式时睁眼。闭眼时，眼球应轻柔地向下注视，避免眼球僵硬。

(3)耳朵的警觉与放松。耳朵要保持警觉，同时也要放松，要专注于呼吸带来的声音震动及屏息时的安静。

(4)皮肤感知。皮肤应与内在意识保持连贯沟通，躯干的皮肤活跃振奋，头颅、脸部、双腿和手臂的皮肤柔软放松。初期可能会微汗，随着练习深入，汗量会减少。

(5)大脑状态。练习时，大脑应处于接纳和观察的状态。躯干稳固、大脑乐于接纳、注意力集中时，调息练习才会变得愉悦。记忆可以帮助进步，但若导致反复计较、陷入惯性，便会成为阻碍。努力在每次练习中发现新的体验与灵感，保持好奇心和开放的态度。

第三节　健身瑜伽收束法和契合法

一、收束法

收束法的梵文为"bandha"，意为"约束控制，封锁封印"。它是健身瑜伽常用的练习方法之一，含有收缩、束缚的意思。收束法可以对散布在体内各处的气息能量进行集中和控制，从而产生更多的人体能源，这些能源使人体更加有效地去利用自己身体的功能资源。传统瑜伽把收束法归在契合法练习中，被广泛地应用到调息和契合练习中。

(一)收颌收束法

收颌收束法的梵文为"jalandhara"，意思是"把下巴紧靠胸膛上"，即"收颌"，梵文"jala"的意思是"网、网格或网眼","dhara"的意思是"溪流或流动"。瑜伽典籍中对收颌收束法的一种解释是控制颈部气脉网络的锁,这些气脉在人体内表现为血管和颈部的神经;另一种解释是将从"宾度"(bindu)流向喉咙的体液保存,组织其落入消化火中的喉锁,通过这种方式,生命能量得以留存。收颌收束法在呼吸控制法的吸气、呼气和屏息中都非常重要。

1. 练习方法

(1) 选择一个准备姿势,以莲花式或至善式为佳。保持头、颈、背挺直,双膝紧贴地板。

(2) 双手掌心向下扣在双膝上;闭上双眼,放松全身。

(3) 缓慢深长地吸气,屏气,做内悬息(也可呼气之后做外悬息)。

(4) 低头向前、向下,下巴紧紧地抵在胸骨上。

(5) 伸直手臂,锁于固定位置,同时微向上、向前耸双肩,使手臂保持不动。

(6) 手掌仍放在膝上,此为最后体位,尽量长时间保持,以舒适屏气为度。

(7) 放松肩膀,微屈肘,慢慢松解下巴闭锁,抬起头来(抬头前不可呼吸)。

(8) 慢慢呼气,当呼吸恢复正常时,再重复练习,最多练习 10 次。

2. 作用与功效

(1)放松身心,降低心率。

(2)放松大脑,消除紧张,缓解压力、焦虑,增强专注力。

(3)平衡甲状腺功能,使甲状腺、甲状旁腺得到按摩,功能得以改善,调节新陈代谢。

3. 练习禁忌

颈椎关节强硬、颅内高压、高血压、心脏病患者不宜练习。

(二)收腹收束法

1. 练习方法

(1)站立,两脚分开到舒适的距离,两膝微弯。

(2)上身从腰部开始前倾,双手放在大腿上,手指向内。若感觉这个动作不舒服,可以调整手指方向,直到舒服。尽量用双臂支撑身体,以放松腹部。头部稍微向下。

(3)先深深吸入一口气,然后慢慢彻底呼出。当肺部空气已排尽,再通过鼻孔迅速喷气 2~5 次,确定整个肺部的空气已完全排空。

(4)闭气悬息,尽力将腹部肌肉向内、向上收缩,直到准备好再次吸气。

(5)慢慢地松开腹肌,然后直立并抬头,深缓并有控制地吸气。休息,直到呼吸恢复正常。

(6)重复以上步骤2～5次。

2. 作用与功效

(1)按摩和强壮腹腔内所有器官。

(2)对便秘、消化不良等问题的治疗作用很大。

(3)抑制焦虑和过度紧张，安定神经。

(4)减少腹部脂肪，塑造健美身材。

3. 练习禁忌

空腹者，孕妇，患有心脏病、胃溃疡、十二指肠溃疡的人不可进行这个练习。

(三)会阴收束法

1. 练习方法

(1)以至善坐姿准备，让足跟紧紧抵住会阴部位，脊柱伸直，双眼微闭，身体放松。

(2)自然呼吸片刻，将意识集中在会阴区域，通过提拉骨盆底的肌肉，收缩这一区域，然后放松，继续短暂地收缩和放松会阴部位，尽量保持节奏，用力均匀，整个过程呼吸正常，然后继续正常呼吸，缓慢地收缩该部位并保持。

(3)充分觉知身体的感觉，收缩得更紧一些，但身体其他部位保持放松，只收缩与根轮有关的肌肉；刚开始练习的时候，肛门和尿道的括约肌都会一同收缩，但随着觉知和控制能力的逐渐提升，这种情况将减至最低，直至消失，最终练习者仅能感觉到一点收缩，缓慢、均匀地放松肌肉，调整脊柱的紧张程度，帮助意识集中于收缩点上，重复10遍，每次都最大限度地收缩，再完全放松。

2. 作用与功效

(1)通过刺激肛门括约肌的神经末梢，使之作用于人体的交感神经系统。

(2)帮助生命之气向上运行，并清洁和纯化"中经"即苏舒姆那管道。

(3)有助于防止和治疗便秘，也有助于控制或治疗痔疮。

3. 练习禁忌

错误地练习会阴收束法，有可能导致严重的便秘和消化系统不适。生殖器也包括在会阴收束的范围内，错误的练习方法会导致生殖系统出现问题。

二、契合法

契合法，梵文为"mudra"，它的定义较之收束法说明起来稍有点困难。有些契合法是要和某些特定瑜伽姿势、调息功法和收束法一起配合做的练习。另一些契合法则是个别的健身姿势或心理观想练习。一般来说，各种契合法的目的是和调息法、收束法契合一致的，即帮助实现洁净和纯化中经苏舒姆那管道，以便将各种感官向内收撤回来，让心专一的冥想能更容易地进行。不同的契合法具有不同的健身作用。

(一)舌抵后腭契合法

1. 练习方法

(1)以舒服的姿势站、坐或躺着，嘴巴闭合，在舒适的范围内尽量让舌头的底面往上贴着上牙膛。

(2)保持上面的动作，时间随意。

(3)收势，休息。

2. 作用与功效

(1)宁心静气。

(2)帮助内省。

(3)产生唾液从而缓解饥渴。

(4)促进消化。

3. 练习禁忌

如果感觉舌头一直往里贴着上牙膛有点困难，就别太往后伸了。如果舌头还是不舒服，那就放松下来，让舌头休息10～20秒之后，再往上贴住上牙膛。

(二)提肛契合法

1. 练习方法

(1)以舒适的姿势站、坐或躺着，闭眼，放松。

(2)收缩肛门的括约肌，自然地呼吸，保持约3秒，也可在舒适范围内调整保持时间。

(3)放松肛门周围的肌肉3～5秒。

(4)重复上面的动作，次数不限。

2. 作用与功效

(1)有助于预防和减轻痔疮。

(2)有助于减轻便秘。

(3)帮助练习生命之气的操控技法。

3. 练习禁忌

如果患有痔疮，在收缩肛门时，要尽量使突出的血管先往里缩。

(三)大契合法

1. 练习方法

(1)坐着,双腿伸直。

(2)屈左膝,把左脚掌贴着右大腿内侧,身体前倾,双手或手指着地。稍微撑起臀部做提肛契合法,左脚跟往内移,坐在足跟上,足跟紧紧地顶住肛门。保持住提肛契合法。

(3)坐好后,向前略微弯身,右腿不要弯曲,用两手抓住大脚趾。

(4)适度地吸气,逐渐过渡到深吸气,然后屏气不呼,同时收缩会阴。在舒适的范围内尽量延长屏气的时间。如果感觉头晕或有头轻飘飘的感觉,可能是屏气过久,要及时调整呼吸。

(5)慢慢地呼气,继续握着大脚趾。结束提肛契合法和会阴收束法。这是一个完整的回合。

(6)交换双腿的位置,重复以上动作。

2. 作用与功效

(1)有助于促进消化。

(2)有助于减轻便秘和痔疮。

(3)有助于促进身心的安宁平静。

3. 练习禁忌

有心血管问题(如高血压)的人,练习大契合法时不要屏气。

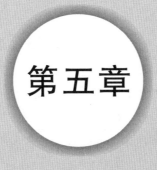

第五章

健身瑜伽冥想

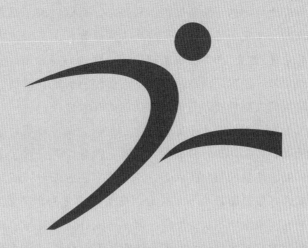

第一节　健身瑜伽冥想

一、冥想的概念

冥想（meditation），也称为禅修或正念。这种古老的心性修行方法，已经成为现代社会缓解压力的重要方式。冥想可以使内心平静、快乐；可以提高洞察力、想象力和创造力，提高解决问题的心智能力；也能减少负面情绪，提升幸福感。因此，冥想是引导人们趋向健康、平和、智慧、觉醒的一种方法和境界。冥想这个词的英文单词词根与医药（medical）和医治（medicated）等词的英文词根接近。这一词根有注意、关注某物的意思。

冥想起源于古印度，在古印度时期被称为 dhyana，它来自梵文词根 dhyai，意思为"考虑"。在中国，dhyana 最早被翻译成"禅"。6 世纪的佛教僧侣菩提达摩将 dhyana 传入中国，开创了中国禅修先河。英文"meditation"源自古拉丁语 medita-tum，本意是沉思（toponder），在英译汉的过程中，meditation 又被翻译成中文的冥想，而 mindfulness 被译成正念或静观，并被学界广泛使用。如今，冥想不仅受到大众的推崇，也受到医疗机构的重视，西方很多医院、高校、企业都设有冥想室或相应场所。

由于冥想涵盖了不同文化中不同类型的实践，传统冥想与亚洲宗教精神有关联，让常人退避三舍，为防止瑜伽练习者将冥想与宗教尤其是佛教联系起来，带来不必要的困扰，因此本书中所讲的冥想内容均是经过科学验证，被国内外科学界、医学界广泛应用的正念冥想流派和技术。目前，关于冥想尚无公认的学术定义，但不同流派与文化中的冥想定义核心大同小异。上海交通大学崔东红博士给出的定义：冥想是通过"止"和"观"的精神训练，练达心身和谐、安定、觉醒的状态。其本质是通过训练，使"心"由散乱、分别、愚钝到安定、清明、觉醒，从而远离烦恼。冥想是高级的大脑训练，是提升脑功能的有效途径。

"止"是指停止杂乱的行为：止语、调控呼吸；止息头脑中的杂念，包括概念性活动、日常认知、分别性判断等，即身、语、意三个方面停止下来进入不认知、不评判、静息的"存在"状态。"观"的字面意思是"看""察看"。"观"的繁体字"觀"，左半边好像是瞪着两个眼睛看，意为高度觉醒地看着。"观"是将对象呈现在感官里，感官对象做出如实的反应，但不一定有认知参与。冥想中的"观"是建立在"止"的基础上的，与平时散心状态下的观是不一样的，是在有意注意基础上的观，也就是聚精会神的观。因此，冥想训练不是完全的放松，而是在警觉中的放松，是警觉与放松并存的状态。

冥想是直观的精神训练，通过长期的冥想训练，不仅可以达到"禅定"的状态，而且可以保持清明、愉悦等内在深层次的觉醒，即"开悟"。因此，冥想不仅是训练的方法，也是训练需要达到的境界。既是方法论，又是本体论。通过体悟、觉察、体验的方式，激发很多内在深层次的感受，使自身得到滋益，这才是冥想的灵魂。因此，冥想是技术、方法、思想、内涵、境界融为一体的，不只是打坐，也不是完全的放松、放空，更不是呆坐在那里苦思冥想、胡思乱想、自由联想。

二、冥想的分类

冥想的分类方式有很多，从不同的角度有不同的分类方法。在这里介绍几种常用的分类方法及种类。比如按冥想的技术可分为聚焦冥想和开放洞察冥想，这也是学术界常用的分类方法；按冥想的结构可分为止和观；按冥想的流派可分为正念冥想、内观冥想和禅宗冥想。被称为身心技术的东方传统体育项目太极拳、气功、瑜伽，其本质都包含冥想的元素，尤其是瑜伽，其本身的含义是联结(心身联结)、控制和相印(同一性)，故瑜伽也被称为运动中的冥想。这些身心技术都具有促进精神聚焦、调节情绪、缓解疼痛、强身健体的作用，是东方文化中优秀的遗产。

(一)聚焦冥想

聚焦冥想是指将注意力聚焦于单一对象而不理会其他对象达到"止"息杂念，让心平和安定。聚焦的对象可分为静态聚焦物和动态聚焦物。

静态聚焦物可分为三类：①聚焦于一个外在的物或景，如月亮、莲花等，心系于此物；②聚焦于身体的某一个部位，如人中、肚脐、丹田等，系心于此处；③聚焦于脑海中一个表象，如月亮、字母等，系心于此表象。

动态聚焦物是指有规则的动态事物，分别有：①外境动态物，如钟表的指针、钟摆、某种动态的景物等；②身体某个部位随呼吸的节奏而关注(如肚脐、丹田、鼻尖或人中等随呼吸的变化)；③动态的心理表象，关注内心一个动态的表象，如想象一个钟摆、转轮等动态心理表象。

观静态聚焦物容易走神，一般人注意其几秒钟就会离开聚焦物而走神，这是心理特点决定的，可以通过训练使注意的时间延长。相对静态聚焦物，动态聚焦物更容易使注意力持续长时间，形成注意流，从而进入冥想状态。其原理是大脑对动态事物的感知更加敏感和持久，动态聚焦物更容易吸引人的注意。聚焦冥想通过"观"一个具体目标，系心于此物，而使头脑中的杂念被聚焦物代替，达到"以一念代万念，以一景代万景，以一物代万物"的作用。因专注聚焦，意识的范围越来越窄，视觉、听觉泯灭，达到意识的凝定状态，即"入定"。

（二）开放洞察冥想

开放洞察冥想是指对每时每刻的体验进行监控，即对所有进入意识领域的精神事件（思想、感觉等）进行自我感知、体会，但不对其进行评断和评价。开放洞察冥想主要是在"止"的基础上进行的"观"，是对自身状态进行体察，是无对象性、无分别性、不评判的观。禅修将这种状态称为觉观，即觉性的关照，"觉"不是"感"和"知"，而是你能知道你的感知，即对感知觉的体察、洞察。觉观是冥想入门的钥匙。

（三）正念冥想

正念冥想是通过有目的地将注意力集中于当下，不加评判地觉知一个又一个瞬间所呈现的体验，而涌现出的一种觉知力。美国马萨诸塞州立大学医学中心乔·卡巴金教授是将正念引入西方主流社会的开创者，其1979年在马萨诸塞州立大学医学中心开设了正念减压门诊（原为减压与放松门诊），同时期，西方科学界及心理学界对正念的研究也大量开启，随后正念在西方心理治疗中开始广泛应用，并形成一套完整的正念修习体系，以此诞生了正念减压疗法、正念认知疗法等。

第二节　正念冥想

正念，梵文为 samyak-smrti，巴利文为 samma-sati，英文为 mindfulness，在中国被翻译为"念"，也特指"正念"。正念源于古老的东方佛教的"八正道"——正见、正念、正定、正语、正命、正思维、正精进、正业，最早的文献出处是佛教《四念住经》，与佛教禅法的四念处息息相关，在2600年前被佛陀释迦牟尼第一次正式介绍，是佛陀倡导的重要修行工具。乔·卡巴金（Jon Kabat-Zinn）将正念定义为：通过有目的地将注意力集中于当下，不加评判地觉知一个又一个瞬间所呈现的体验，而涌现出的一种觉知力。

一、正念冥想相关概念

正念冥想，不同的专家学者对其称呼不同，除了"正念"之外，还有"觉知""专注力""静观"和"心智觉知"等。作为通用的正念冥想内容，目前与正念相关的提法有以下4种：状态正念、特质正念、正念训练和正念认知过程。

（一）正念状态

正念状态的概念是乔·卡巴金于2003年提出的，他认为正念是"一种将注意力集中到每时每刻经历的状态，且对此刻状态下所经历的经验不进行判断"，在这种状态下，我们只将注意力投入到当下发生的事情上。柯林斯（Collins）等也认为正念是一种专注于当下的心理状态，他还认为，既然正念是对当下的一种接纳状态，那它就可以通过练习（如正念，减压计划等）达到。布朗（Brown）和瑞恩（Ryan）强调注意力和觉知是正念的核心要素，认为正念是注意力和对当下经验的觉知两个部分的合集构成的。

（二）特质正念

在状态说之外，乔·卡巴金认为正念也是一种特质，他表示"正念普遍存在于生活中，每个人无时无刻不在思考，这虽然是意识的一种持续流动状态，但是也可以被固化，也可以被看作是一种特质"。另外，正念除了被看作是一种意识状态外，还被认定是一种特定的心理结构，当人们处于这种心理结构中时他们会关注当下并且不加判断。特质正念虽然是人人都有的，但是因为个体的差异，每个人实践正念的程度不同，也就是说每个人特质正念的水平本质上是不同的。状态正念通常被视为个体后天习得的注意力和知觉状态，而特质正念通常被视为个体的一种先天特质。

（三）正念训练

正念及正念训练最早是在佛教领域被广泛传播和运用。后来伴随西方医学、神经科学、积极心理学等方面实验的不断验证，各种以正念核心要素为基础的正念技能训练和正念系统训练被开发出来，他们被统称为正念能力训练（mindfulnesstraining）。正念训练起源于1979年临床治疗领域辅助治疗的一种手段，称为正念减压疗法，适用于减轻患者疼痛、疾病与压力。随着在临床治疗领域中不断得到验证，正念训练被进一步拓宽到心理治疗领域，再到非临床的普通人群中，应用于缓解心理压力、改善情绪、提高心理健康水平等方面。正念训练一般以团体小组形式进行，常用的训练包括躯体扫描、正念观呼吸、正念散步、正念瑜伽等。这些练习强调培养对身心一刻接着一刻的觉察能力。当前主流的正念训练方法包括正念减压疗法、正念认知疗法、接受与承诺疗法和辩证行为疗法。

（四）正念认知过程

伴随着神经科学领域的发展，部分学者认为正念冥想是一种调节注意力的认知过程。相较于人们习以为常的判断、自我中心化思考模式，正念是调动人不加判断的态度，去中心化地专注、觉察、接纳当下正在发生的事情。兰格（Langer）认为，正念还是一种自我主动化的信息处理方式，它让人们对当下的对象保持高度专注、敏锐和不加判断地接纳。综合来看，认知过程说更是从主体客体的互动动态关系上解释了人们认知自我、社会、自然界的主动、觉察、不判断和接纳的本质。

二、正念冥想的作用

(一)调节情绪

大多数人对压力、抑郁等负面情绪都是抗拒的，因此我们自身建立了压抑、合理化、投射、转移等多种防御模式，以减少这些不舒服的感受。然而任何负面情绪也都是一股能量，压抑或转移等并不会让这股能量消失，只会更多地储存于我们的身体中，找到合适的机会再爆发。正念冥想的修习是让我们对于任何的情绪都能够不迎不拒，平等对待。尤其是当一些负面情绪升起时，正念冥想让我们可以更好地关注这些情绪的流动，并且不被情绪控制，也不排斥情绪，进而让这些负面情绪自然消失，使我们与情绪和平相处。

正念冥想在西方的实践最早是从正念减压开始的，大量的实验研究证明了它的有效性。哈佛医学院麻省总院对 8 周正念减压课程的研究表明，杏仁核作为大脑压力回路中的一个关键中转站，正念练习 30 小时左右后可以显示其活跃性降低；3 个月的正念练习可以提高情绪调节的能力；而长期的正念训练可以使负责管理情绪的前额叶区域和负责压力反应的杏仁核区域之间的功能联结性更强，这会使人在面对压力时更加从容。

(二)提高身心健康水平

压力等负面情绪会导致皮质醇等激素水平升高，这会严重影响我们的免疫系统，而免疫系统是人体健康的屏障，这道屏障的失效会让我们首先陷入亚健康状态，进而为各种重大疾病的滋生提供了温床。研究表明，通过长期的正念训练，不仅能够调节我们的心灵，还能够改善我们的免疫功能，从而改善身体健康状况。对于一些疾病，如心血管疾病、糖尿病、哮喘、经前期综合征及慢性病痛等有重要改善作用，甚至能够提高艾滋病患者的免疫功能，也会加速银屑病的治愈速度。

大量有关心理健康状况的研究发现，正念冥想作为治疗策略的一个基本部分，在强迫症、边缘型人格障碍、药物依赖等治疗中必不可少。同样，正念冥想对于预防慢性复发性抑郁症也有所助益。

(三)改善人际关系

在与人交往过程中，将心比心的能力，即能否看到或体会到别人的想法、情绪及期待等能力，是良好人际关系的润滑剂，如果没有这种能力，我们很容易陷入自己的自动化模式，包括负向思维、情绪反应行为等模式，这些自动化反应让我们无法再掌控自我，进而破坏人际关系。长期正念训练，可以让我们的觉知力越来越高，可以让我们对自己内在反应过程的认识越来越清晰，这样就更容易避开自动化反应，更加有选择、身心一致地做出回应，这就如同我们把情绪及行为的方向盘牢牢地掌握在自己手中，对于人际关系的改善有较好的促进作用。

(四)提高注意力

通过正念冥想练习，练习者能够更好地保持注意力集中、减少注意力分散，这种方式相较于使用药物更加安全有效。另有一些研究表明，正念冥想练习者在注意力调控方面有显著效果，如在注意力集中时眨眼次数减少，或是减少对先前刺激物关注时间的延长而忽略新信息的次数。

(五)提升正念领导力

正念领导力是一种新型领导力，不同于传统领导力以控制为手段、以目标为导向的方式，其立足于当下，以自我觉察为基础，同时关注和涵盖他人与环境，从而做出身心一致的回应。脑科学试验证实，当我们过于聚焦于某个目标时，我们的感官知觉、判断及选择都容易受到局限。正念领导者可以做到既有目标，又不局限于目标，从而获得更广阔的视野、更全局的判断力及更高层次的决策能力。

(六)提升创造力

创造力最大的障碍是大脑中那些固化的神经回路，这就如同我们太习惯走某一条路回家时，我们就很难去寻找其他的新路径。另外，创造力也需要平和的心境及放空的状态，因为情绪化，尤其是一些负面情绪，更容易让我们掉入自动化反应，从而制约我们的创造力。《大学》很早就阐述这个道理了，道"知止而后有定，定而后能静，静而后能安，安而后能虑，虑而后能得"。研究证实长期正念训练可以促进创造力。正念水平与创造力的细致性、顿悟问题的解决率等呈正相关；正念水平与UUT非常规用途任务、RAT远距离联想测验、字谜、WPMF威廉斯创造力倾向测试等创造性任务表现均呈正相关，即正念水平越高的被试，在大部分创造性任务上的表现越好。

(七)增强幸福感

2001年，雷贝尔(Reibel)等针对临床患者运用正念减压疗法提升幸福感的研究取得了显著的成果。随后，出现了大量在临床患者中用正念训练提升幸福感的研究。此外，针对健康人群提升幸福感的干预研究也开始出现。安德森(Anderson)等发现正念训练对健康人群幸福感的提升出现了显著效果。

三、正念冥想的注意事项

(一)练习时走神

走神或者脑海中不断地出现各种想法、场景、事情，这种情况是正常的，即使练习了几周或几个月，思绪的游离也会存在，此时不要着急或者自责，只需要做一次深呼吸，温和地将注意力带回到呼吸就可以了。随着练习的深入，对各种念头侵入的觉知会更加敏感，这也是正念练习的效果，在后续觉知念头想法的练习中，逐渐学会如何与这些念头共存。

(二)刻意呼吸

有的练习者为了去觉知呼吸，会刻意加重呼吸或一直深呼吸，只需要自然地呼吸，将呼吸的焦点放在合适的位置。在前文中我们介绍了横膈膜式呼吸，它的焦点是集中在腹部，其他的呼吸方法可能将焦点集中于鼻子或喉咙等。无论选择哪种呼吸方法，只要能够自然呼吸就是正确的呼吸。

(三)坐姿问题

正确的坐姿固然可以帮助我们更好地体验冥想的感受，但由于个人的身体形态、习惯等差异，选择适合自己的坐姿最为重要。与姿势比起来，能够保持每一刻保持清醒的觉知更为重要。如果一个坐姿最能帮助你保持警觉，保持觉知，那这个坐姿就是较好的。

第三节 健身瑜伽冥想的科学基础

现代的冥想已经从宗教、哲学中抽离，服务于大众医学和心理学，临床医生、科学家致力于将冥想逐渐转化、应用于临床干预中，更加关注其背后的科学机制。研究表明，冥想是一种积极的心理训练，有利于提高注意力，改善认知和调节情绪。长期进行冥想训练能够改变大脑的功能、结构，并通过大脑可塑性而对大脑造成持久的影响。目前，在健康领域，冥想为一种医学的补充和综合技术，作为实践健康生活方式、治愈身心疾病的有效方法。

一、冥想的心理学基础

(一)感知力

在正念冥想过程中，人们的基本感知能力发生了变化，既表现为对不良刺激感受性降低，又能容忍和接纳外部环境。研究表明，在长期的正念冥想训练下，个体对热刺激的痛觉感受性显著降低。

(二)注意力

正念冥想训练可以显著提升儿童和成年人的注意力，从而达到改善个体认知功能的目的。具体而言，正念冥想训练对特定的注意功能(朝向、警觉、冲突监控)系统的也有非常好的具象影响。比如，在注意执行控制任务中，正念冥想水平高的个体较少受到情绪的影响。

(三)记忆力

在正念冥想过程中，个体的记忆力也会发生良性的变化，研究发现，正念冥想可以提高抑郁症患者的自传体记忆特异性，减少过度概括化记忆，从而达到有效治疗抑郁症和防止抑郁复发的目的。

(四)情绪

正念冥想可以增加个体的积极情绪体验、减少消极情绪体验来提高个体的幸福感和生活质量水平，还可以增强个体的共情能力，减少侵犯性行为。正念冥想可以改善负面情绪，增强积极情绪以保持个体身心健康和提高生活质量。正念是以"人"为主体使"人"的情绪得到调节。

二、冥想的脑科学基础

长期正念练习者和普通人在神经生理活动和脑功能及结构上存在明显差异。脑电图、事件相关电位、核磁共振成像等神经影像学技术的应用为正念冥想机制提供了依据。

脑电图是一项通过记录头皮电信号来测量大脑皮层活动的技术，对正念冥想较为敏感的脑电指标主要有 α 波、θ 波和 γ 波。正念冥想会增强左侧大脑半球的 α 波，情绪策划研究结果表明，积极情绪更多激活左侧大脑半球，而消极情绪更多激活右侧大脑半球，即表明正念冥想带来更多的积极情绪，增进个体身心健康、主观幸福感等神经机制之一。额区 θ 波和枕区 γ 波的变化似乎是一个更好地反映正念冥想的脑电波指标。θ 波通常出现在人深度放松、浅睡眠、沉思和潜意识状态时。此时的个体容易学习、记忆效率提高。θ 波和 γ 波波幅越大，正念冥想经验水平越高。

正念冥想增强了个体抗分心刺激的能力，即个体的注意品质得到了改善。核磁共振研究表明，正念冥想能够激活与注意、记忆和情绪调节等相关的脑结构。长期的正念冥想训练会使局部脑区灰质密度和皮层厚度发生变化，比如长期的正念冥想训练会导致前脑岛灰质密度或皮层厚度的显著增加，说明长期的正念冥想训练增强了个体对内外部躯体感觉的觉知，使得个体与自己身体的联结更加紧密。

第四节　健身瑜伽冥想的训练方法

一、冥想的前期准备

冥想训练经过现代社会的发展已经跨越了最初的宗教文化的鸿沟，成为人们缓解压力、保持身心健康的一项热门方法。冥想训练也不需要任何特殊或不寻常的条件，地点可以是家里、办公室、训练场或其他任何地方，一名资深的冥想训练者几乎可以在任何地方进行练习，但对多数人而言，做适当的前期准备工作后更容易进入状态，并取得好的训练效果。但冥想训练的前期准备工作常常被忽略，如果人们没有适当准备，生理、心理、情绪及环境的干扰都会影响冥想训练的放松效果。

冥想的理想环境应安静、整洁、舒适，确保空气流通且光线柔和。无论是单独的冥想训练还是瑜伽课前的冥想调息，都应避免有风处，包括空调风。单独训练时，可铺设瑜伽垫以增加舒适度，并穿着宽松瑜伽服或运动服，条件允许下可点燃檀香，要摘除眼镜及首饰。

清晨冥想前，建议先如厕并完成沐浴等，以清新身心。作为课前调息，练习者应在瑜伽垫上采取舒适坐姿，如盘腿坐或金刚跪坐等。也可进行 5～10 分钟的简单伸展如猫式、坐角式等，有助于放松肌肉，减轻身心压力，提升专注力。

冥想前应该要暂停日常活动，止语止念，通过瑜伽呼吸调控使情绪平静，促进身心专注与稳定。饮食方面，应选择新鲜健康、易于消化的食物，避免饱食后立即冥想。冥想时长因人而异，初学者可从 5～10 分钟开始，逐步延长至资深练习者的30 分钟及以上，但理想状态是每日保持 5～10 分钟的规律练习。

二、冥想的实操方法

冥想训练方法，特别强调科学研究证据基础，充分参考了正念减压疗法、正念认知疗法、内观冥想经典课程等经典理论与课程，结合国内健身瑜伽、养生功法等多方面的实践场所，基于目标人群的特点和需求而细化出的体系化课程。

(一)观呼吸：习惯破除训练

冥想训练中最简单有效的方法是将注意力放在呼吸上，这个训练的中心是觉知呼吸，它有助于稳定情绪，帮助练习者建立身体与心灵的联结，帮助练习者感知全神贯注于一件事情时会出现什么情况，进而帮助练习者破除消极思维的习惯行为，是重新激发好奇心，积极生活与工作的一个有效方法。

观调息训练，是一种非常简单、常用的促进注意力集中的日常练习。第一，因为呼吸是生存的关键，没有呼吸就没有生命；第二，呼吸是身体自主进行的，调整呼吸为身体提供了一个自然而温和的移动目标，每一次的呼吸都在当下，帮助身体与此时此刻的现实联系起来；第三，呼吸是一个敏感的检测工具，它反映身体的具体感受。第四，呼吸为注意力提供了一个关注点，简单易操作，在调整呼吸的时候还可以更清晰地观察自己的思想何时徘徊、何时厌倦、何时恐惧与悲伤。

1. 环境与身体准备

选择一个安静、舒适且不受干扰的环境进行练习即可。选择舒适的坐姿，坐在椅子或瑜伽垫上，如果坐在椅子上，两脚自然平放地面，双手放在大腿上，背部挺直但不要僵硬，双手放松，颈部伸展，下巴微收，双肩放松，眼睛闭合或注视前方。也可以选择躺在瑜伽垫上，双脚自然放松，双手摊放于体侧，眼睛微闭，但不要睡着。准备一个计时器，初学者时间可以设置为 3～10 分钟，逐渐尝试慢慢将时间延长至 15～45 分钟。

2. 呼吸冥想练习要义

让自己处于一个舒适的姿势，可以躺在一张瑜伽垫或厚地毯上，也可以坐在一把椅子、一张瑜伽垫或凳子上。如果选用的是一把椅子，最好有笔直而结实的靠背（不是扶手椅）。这样，坐着时可以不依靠靠背，用脊柱支撑身体。如果坐在瑜伽垫上，最好膝盖接触地板，尽管开始时可能做不到，可以选择和调整坐垫或凳子的高度，直到获得舒适和挺直的坐姿。如果有肢体障碍，这样坐着或躺着感到不舒服，可以自己选择一个舒服的姿势。总之，要确保时刻处于完全清醒的状态。

如果采用坐姿，要保持身体竖直和端正，不要僵硬和紧张，但要确保舒适。如果坐在一把椅子上，要双脚平放在地板上，双腿不要交叉。如果自己觉得舒服，可以合上双眼也可以将视线放低，让目光落在身前的位置，但不要全神贯注盯着某一点。如果是采用卧姿，双腿不要交叉，双脚自然分开，双臂沿身体两侧摆放，微微离开，将手掌向上对着天花板。

将注意力放在身体与地板或坐着或躺着的物品接触而产生的感觉上，让思维意识进入身体感官，用一点儿时间感受这种感觉。

3. 巧妙处理思绪游离

练习者的注意力或早或晚（通常是较早）都会从关注呼吸移开。练习者可能发现思路、影像、计划或白日梦都有可能出现。这种思绪游离并不是错误，只不过是大脑的活动而已。当练习者发现注意力从呼吸上移开后，练习者只需关注注意力转移到了什么地方；随后，以温和的方式将注意力重新护送回腹部感觉部位即可。

(二)身体扫描：关注我们的身体

身体扫描的练习重点是将注意力集中在身体某个部位的感受上，清楚地体验身体此刻的感受。身体扫描就是将自己的注意力围绕身体移动，在一段时间之内和无批判意识状态下让每个区域都成为关注的焦点，然后分离注意力让它转移到下一个关注区，直至完成整个身体的"扫描"。身体扫描练习可以培养我们持续关注的能力，重建身心联系的能力。

1. 环境与身体准备

身体扫描一般采取仰卧的姿势，可以选择一个安静、舒适的地方，在瑜伽垫或床上进行。对于初学者，建议跟着瑜伽老师的引导语，练习时间保持在 10 分钟左右。在练习中，身体不论在主观上，还是客观上均会出现各种感受，尽可能地保持不批判、接纳的态度，不需要用任何的方式来分析或控制我们的身体，只需要感知自己的身体及感受。在结束身体扫描练习后，继续躺几分钟，然后慢慢唤醒并坐起来就可以了。

对于初学者，在练习中经常遇到睡着、毫无感觉、不舒适的感觉等困惑，相应的处理方式如下。

（1）睡着：由于身体扫描训练能给身心带来深度的放松，也就容易造成初学者睡着。但我们要知道这项练习是为了培养"觉醒"而不是睡着，即一种放松与清醒并存的身心状态。如果发现自己或他人睡着了，可以尝试更换练习时间、姿势，或者练习时把眼睛睁开。当意识到自己睡着了，慢慢睁开眼睛，继续跟随瑜伽老师的引导语，继续练习就可以。

（2）毫无感觉：初学者经常反馈有一些身体部位无法感受到，无论如何留意、关注这个部位都毫无感觉。其实"什么感觉都没有"也是一种感觉，只需认真体验当下的感受，跟随瑜伽老师的引导语进行下去。

（3）不舒适的感觉：练习时我们也经常会遇到身体出现疼痛、瘙痒、沉重、温暖、轻盈等不同的身体感觉反馈。初学者刚开始练习时，会产生对自己不满或沮丧的情绪，这些反应与感觉没有好坏之分，这些感觉迹象可能是多年来第一次"实时"关注身体的变化，只需承认这种感觉的存在，并以友好和好奇的心态进行观察，其他什么都不必做。

2. 身体扫描训练

练习者需要选择一个温暖舒适且不受打扰的地方仰卧躺下，可以躺在床上，也可以躺在地板上或者地毯上。闭上双眼可能感觉比较好，但是如果你不想这样也没关系。假如练习过程中感到昏昏欲睡，可随时睁开眼睛。具体练习步骤如下。

第一步：将意识集中到身体的某些部位，尤其是仰卧时与身体接触或感觉有压力的部位。每次呼气时，让身体稍稍向下压入支撑表面。

第二步：将意念引导到腹部，注意气息进出身体时腹壁的变化，感受呼气、吸气时腹部起伏产生的身体感觉。

第三步：连接腹部的感觉之后，将意念集中起来，让它沿着身体向下移动至双腿、双脚，一直到脚趾。让注意力的焦点逐一放在每个脚趾上，并赋予它们一种温和而带有兴趣的关注，感受这种感觉。脚趾之间可能存在麻刺感、温暖感、麻木感，或者什么感觉都没有。无论有什么感觉均属正常。没有必要进行判断，尝试让感觉自由运行。

第四步：吸气时，感觉并想象气息能够进入肺部，然后一直沿身体下行，通过双腿抵达脚趾。呼气时，感觉并想象气息从脚趾、双脚、双腿、上半身流过，最后从鼻孔排出。集中精力继续关注呼吸。

第五步：呼气时，将注意力从脚趾转移到脚心。让意识以温和感知的方式集中到脚心，然后让意念转移到每只脚的脚背和脚跟。脚跟与地垫或床面等接触的地方有一种轻微的压迫感。尝试让气息进入感觉到的所有部位。当探索脚底的感受时，注意运行中的气息。

第六步：让意念扩展到脚的其他部位，进入脚面、脚踝、脚部骨头和关节，然后，更为专注地深吸一口气，让气息进入双脚。呼气时，让气息完全离开双脚，让意念集中到小腿。

第七步：继续以同样方式扫描整个身体的其他部位，依次在每个部位停留一会儿。意念在小腿停留后，向上移动到膝盖，然后再到大腿；接着，再将意念转移到骨盆、后背底部、腹部、后背上部；最后再将意念转移到胸部和双肩，再慢慢将意念转移到双手。将注意力放到双手后，可以先关注指尖的感觉；然后是整个手指、手掌和手背，再慢慢地转移到手腕、前臂、肘部、上臂、肩膀和腋窝；接着将意念转移到脖子、面部(下颚、嘴、嘴唇、鼻子、双颊、双耳、双眼和前额)；最后让整个头部置于全部意念之中。

让意念在身体的每个部位停留20~30秒钟。不过，没有必要精确计算时间和呼吸次数，只需让注意力依次集中在身体的每个部位，时间长短自己决定。

练习过程中，当身体某个部位存在较为强烈的感觉，例如压力，尝试让气息"进入"这些部位，深入感知。利用吸入的气息温和地将意念融入感觉，然后，呼气时，注意感觉变化。

当练习者以这种方式扫描完整个身体之后，用一点儿时间让自己想象身体是一个有机的整体。感受这种完整感，试着让所有游移的感觉进入宽敞的意识之中，感受气息自由进出身体的过程。

(三)观念头：耐心对待游离的意识

在冥想训练中，思绪很容易游离，冥想训练的目的不是清理意识，更不是为了控制意识。正确的做法是以宽容心态将游离的意识、思绪放在一个更大的空间中并进行观察，承认它们的存在，它们就会逐渐自行消失，培育与念头之间的明智关系。在日常练习、生活中要不断提醒自己这一点，这种提醒，就是意识。

1. 观念头训练

(1)集中意念：选择一个直立和端正的姿势，或坐或立都可以，特殊身体情况，可以选择仰卧。闭上双眼练习。将意念集中到内心感受，并承认它的存在。询问自己：我现在的感觉是什么？脑海中现在有哪些想法？我有什么感受？主动面对不适和不快的感受，承认它们的客观存在，不要试图改变它们。现在有什么身体感知？

快速扫描一下身体，搜索紧张或压抑感，承认它们的存在，但同样不要试图以任何方式改变它们。

（2）聚集并集中精力：现在，将注意力转向一个范围狭小的身体知觉"聚光灯"，转向腹部的气息感知区域。当气息进入时，扩大聚光灯；当气息排出时，收回聚光灯，不间断地跟踪吸气和呼气过程。将每一次呼吸都当成一个安顿现在的机会。如果意识游离，温和地将它送回气息关注区。

（3）扩大注意范围：现在，将围绕气息的意识范围扩大，将整个身体、姿态和面部表情都包含进去，好像整个身体都在呼吸一般。如果你感到任何不适或紧张感，想象气息可以进入并围绕知觉，将注意力焦点引入知觉强化区。在这一过程中，你只是在辅助意识感受知觉，要善待它们，而不是试图以任何方式去改变它们。如果它们不再吸引你的注意，重新坐好，持续感知整个身体。

2.观念头三步练习要点

第一步，集中意念。此时，你打开自己的注意力，温和地确认哪些东西在进入思维意识或者离开意识，也就是念头的产生与消失。这一过程中，你要温和地提醒自己，你目前的心态并不是一个确凿的"事实"，而由相互联系的思想、感受、身体知觉和冲动所控制。它们可能，而且的确起伏波动，在它们起作用的时候，你可以感知它们的存在。

第二步，聚集并集中精力。此时，你的注意力应集中在下腹的呼吸上。你注意体会呼吸引起的身体感觉，当意识游离之后温和地将它拉回关注区。这样有助于将意识安定下来——让你回到当前的现实之中。

第三步，扩大注意范围。在这里，你需要打开自己的思维意识。这里所说的打开是指以开放的心态承认客观现实，做好准备迎接当天接下来即将发生的事情。此时，你要温和而坚定地重新确定"天生我材必有用"的信念，这里的"我"指你的全部身心，包括它们的安宁、尊严和完整性。

（四）抑制冲动：聆听声音、想法

我们沉浸在一个深度和广度都特别大的音响环境之中。当你注意聆听时，刚开始，可能只能听到震动、喧嚣的噪声、态度友好的讲话、收音机广播、关门声、汽车鸣笛声、空调吹风声、音乐声等。即使是在安静的房间，也可以听到低沉的呼吸声等。正所谓"不断流动的声音背景与你的思维流非常相像"。声音背景永远都不是静止或者静默的，我们所处的环境一直在流动，就像大海的波浪不断翻滚，树丛的风不断吹动。

声音的无处不在跟我们思维具有的共同点，都是随机的，无法控制它们的发生。与倾听声音一样，你也可以与躁动的想法产生联系。把想法可以比喻为一台被放在后台的收音机，你可以收听、观察，但没有必要详细考虑你收听到的内容或者根据你的感受采取行动。

1. 聆听声音与想法训练

(1)稳定呼吸与身体：确定合适坐姿，让脊柱自行支撑，后背挺直但不要僵硬。按描述要求坐下，双肩放松，头部和颈部端正，下颌微微内收。用几分钟时间关注气息在体内的运转，直到你感觉身体已足够平静。然后，扩大注意力范围，将整个身体包围进去，好像整个身体都在呼吸一样，帮助你感觉身体内部的所有知觉情况。用几分钟时间以这种方式练习呼吸和身体禅修，在随后的练习中，你随时可以进行呼吸和身体禅修练习，以便在意识受到过分干扰或冲击的情况下，稳定自己的身体与意识。

(2)声音：现在，当你做好准备之后，让你的注意力焦点从身体知觉转移到听觉——随时捕捉出现的声音。没有必要特意寻找声音或者倾听某种声音。相反，你应该尽力保持接纳心态，接收来自各个方向的声音——近处的、远处的、前方的、后方的、旁边的、上面的、下面的。这样，你周围的全部空间都属于你的收听范围：这就是所谓的"声音背景"。或许，你应该注意，明显的声音常常更容易将细微的声音挤走，注意声音之间的任何间隔——相对安静的时间段。尽量注意将声音当成单纯的声音和原始知觉。注意我们在听到声音之后都有马上为其贴上相应标签的倾向（汽车、火车、空调、收音机）。试试看能不能意识到自己贴标签以后，标签之外和之下，重新将注意的焦点放在声音的原始感觉上（包括声音内的声音）。

你可能发现自己在思考这些声音。尝试是否可以重新感知这些声音的直接品质（这些品质包括音高、音质、音强和音长），而不是它们的意义、影响和有关故事。只要发现你的意念没有集中在声音上，就要温和承认它转移到了什么地方，然后重新收回注意力，使其重新关注声音的发生与消失。然后，在你将注意力集中到声音上并持续四五分钟后，停止对声音的关注。

(3)想法：现在转移你的注意力焦点，让你的想法成为意识的中心舞台——尽量将它们视作意识之中的事件。倾听声音时，你会注意它们的出现、持续和消失。现在，要尽量将注意力放在想法在头脑中的出现上，注意它们什么时候出现，观察它们在意识之中的逗留过程（就像云彩在意识的天空飘过一样）。最后，看你能不能发觉想法什么时候消失。

没有必要试图促使想法或来或去。和你处理声音的出现和消失一样，让想法按其自然节奏出现与消失。在广袤天空移动的云彩，有时呈现为乌云和风暴，有时又显得蓬松轻柔，想法也会呈现出不同形式。有时，云彩笼罩着整个天空；有时，万里无云，碧空如洗。此外，你可以设想自己正在电影院看电影，将想法投射到银幕上，以这种方式关注想法在意识之中的存在情况——你坐着静静观察，等待一个想法或影像的出现。当它出现以后，你便给予关注，并且只要它在"银幕"上，就一直关注。当它消失时，你要不加干预，顺其自然。注意你是否被卷入戏剧场景，登上了电影银幕。注意到这种情形时，庆祝自己的这一发现，然后重新返回自己的座位，耐心等待下一批思维登台——下一幕一定会上演。

如果任何想法伴随着强烈的感受和情感，包括愉快的和不愉快的，你应尽量注意它们的"情感特征"和强度，要不加干预，顺其自然。请记住，如果任何时候你发现注意力分散或转移，或者不断被你想象的故事所吸引，尝试重新关注呼吸和身体的整体感，坐着调整气息，利用这种方式巩固和稳定你的意念，让它重新回到当前一刻。

2. 聆听声音与想法训练要点

(1)收听：在声音不断出现和消失的同时，我们会收听。我们将身体看成一个实时麦克风，当声音在空气中震动传播时，它就会不加区别地收听。我们收听各种不同的声音，同时感受它们特有的音量、音色、音高、音型和持续时间的长短。以这种方式，我们从收听声音转移到"收听"想法和任何它们携带的相关情感——观察它们什么时候出现、持续多长时间，以及什么时候消失。

(2)关注：我们要关注添加到声音体验上的各层含义。我们可能发现自己会习惯地给它们贴上标签，追逐我们喜欢的，拒绝不喜欢的。一旦我们意识到自己这样做，观察自己是否能注意到这一点，就会重新返回单纯收听声音上。同样，我们也注意想法和情感，并完全关注它们创造联系和故事的方式，以及我们多么容易陷入它们的戏剧之中。

(五)直面困难：困境探索练习

困境探索练习是以温和的方式将浮躁的现实引入意识之中，然后观察你的身体如何反应。这样对身体的影响较小，如果直接面对困难，你的意识就会过分关注定下的目标。意识会主动参与，压制消极思想或者试图拼命分析和解决你面临的问题，这种状态的意识最难处理。相对而言，将注意力放在身体上，将在你与你面临的问题之间开辟一个小小的空间，使你不会马上被它纠缠。从一定程度上来说，你在利用身体，而不是分析思维面对消极心态。虽然你处理的仍然是相同的原始材料，但心态却不一样，让身心最深处和最聪明的部分参与工作。此外，这种方式还有两种好处。其一，身体对消极心态的反应常常提供一种更为清晰和连贯的"信号"，精力集中起来也更容易；其二，你将意识到，身体感觉常常变化，这有利于我们获得一个更为深刻的认识，我们的心理状态也是不断起伏变化的。

困境探索练习的方法如下。

第一步，静坐几分钟，将注意力集中在呼吸感觉上。然后，将注意力的范围扩大，将整个身体都包含进去。接下来，进行声音和思想训练。在静坐过程中，如果你的注意力总是从呼吸（或其他关注的焦点）游离到痛苦的想法、情感和感受上，可以做一些我们此前练习的其他内容。①让想法和感受集中在意识的"工作台"上。②将注意力转移到你的身体上，注意与想法和情感相伴而生的任何身体知觉。③有意识地将注意力焦点转移到身体感觉最强烈的部位。在此过程中，呼吸可以作为一个非常有利的工具——正如你在身体扫描练习中所做的那样——通过吸气"吸入"和呼气"呼出"，将一种温和与友好的意识引入身体的这一部位。

一旦你的意识靠近身体知觉部位，它们便成为注意力的中心。要提醒自己，不要试图改变它们，而是当身体知觉出现或消失时以友善和好奇的心态去探索它们。你可以在内心告诉自己："这种感觉没有什么不好。无论出现什么情况，我都可以敞开心胸拥抱它。"

第二步，看是否可以维持这些对身体知觉的意识，同时注意你与它们之间的关系。你是否试图驱除它们，或者你是否有能力将全部注意力集中在它们身上，与它们一起呼吸，接纳它们，让它们自由发展？你可以在内心不断重复暗示自己："这样可以。无论如何，向它敞开胸襟都可以。"同时，利用每一次呼吸软化和接受这些感觉。

如果在这一练习过程中没有出现困难或忧虑，你又想进一步探索这种新方法，当你内心做好准备以后，看是否可以有意识地将目前正在困扰你的一个现实问题引入意识之中——它应该是一个你不介意短时间与之相伴的问题。这个问题不必多么重要或者特别关键，而是一件你已经清楚不太愉快的事情；一件没有解决的事情。它可以是一个误会，一个争论，一个让你感到愤怒、懊悔或内疚的经历，或者对有可能发生事件的担忧。如果没有什么东西进入你的脑海，你也可以选择过去的一次经历，可以是最近发生的，也可以是很久之前的，只要是让你感到不快的事情就可以。

一旦困扰你的想法或情况进入你的意识，让它在意识平台上休息。然后，让你的意识进入身体，同时与困境导致的身体知觉联系起来。

无论你的体内出现什么感觉，都要看是否可以关注、靠近或接触它。专注这些身体知觉，有意识地将注意力焦点放在这种感觉最为强烈的身体部位，吸气时让气息进入这一部位，呼气时让气息离开。当你在意识中抚慰它们时，探索这些感受，观察它们的强度随时间起伏变化的情况。

无论正在经历何种感觉，你可能都希望进一步深化这种接纳和开放的心态，不时提醒自己："这就是现状。这种感觉没有什么不好。无论如何，它已经出现了。让我敞开心扉，拥抱它。"

第三步，看是否可能维持这些身体知觉的意识和你与它们之间的关系，与它们一起呼吸，接纳它们，顺其自然，让它们自由发展。软化和接纳你意识到的感觉，放弃禁锢或束缚它们的愿望。在内心告诉自己："利用每次呼吸，软化和接纳它们。"

当你发现身体知觉不再以原有的程度吸引你的注意力，就将全部注意力转向呼吸，以其为主要关注目标，继续练习。

如果在随后的几分钟内没有出现强烈的身体感觉，可以针对你发现的任何身体感觉实施呼吸练习，即使它们可能与任何具体的情感没有联系。

（六）慈心冥想：正念当下，善待自己与他人

选择一个温暖舒适的环境，用几分钟时间稳定精神状态，不受外界干扰，放松身心，集中精力。确保姿势端正，思维清晰。如果采用坐姿，让脊椎保持有力支撑，双肩放松，胸部开敞，头部端正。将注意力放在呼吸上，然后扩展至全身并坚持几分钟，直到精神稳定下来。当意识游移时，注意它转到了哪里。记住，你现在可以做一个选择：护送它返回你希望关注的焦点，也可以让注意力深入体内，探索你正在经受的困扰或忧虑。在准备过程中，你可以借助以前学过的任何禅修技巧。

准备好以后，让下面这些词句的一部分或全部进入自己的脑海，如果你愿意也可以修改其中的用词。这样，你可以让它们与自己联系起来，或者借助它们对自己释放深刻的友善信息。

"愿我远离痛苦。

愿我尽可能地快乐健康。

愿我生活幸福。"

从容利用时间，将每个句子想象成一颗落入深井的小石子。每次只向井中投放一颗，然后倾听思想、感受、知觉和冲动等反应。没有必要判断出现的反应，它们都是属于你的。

如果你发现难以善待自己，可以想象一个过去或现在无条件爱你的人（乃至宠物）。一旦你清晰地感受到他们的疼爱之后，看你是否可以将这种爱释放到自己身上：愿我远离痛苦。愿我尽可能地快乐健康。愿我生活幸福。

尽量长时间地维持这一步后，再进入下一步。

在某个时间点，回想一个你爱的人，以同样方式祝福对方（请使用他、她、他们等人称）：愿他（她/他们）远离痛苦。愿他（她/他们）尽可能地快乐健康。愿他（她/他们）生活幸福。

同样，当你在脑海中和内心中回想这个人并祝福他时，留心意识和身体发生的变化。另外，不要阻止反应的发生。慢慢来。每两个阶段之间短暂停留——注意倾听，注意呼吸。

现在，如果你做好了心理准备希望继续练习时，请选择一个陌生人。一个你经常遇到的人，可以是在大街上、汽车上或火车上经常遇到的。虽然你认识对方，但并不清楚他的名字，你对他的感受属于中性品质。需要注意的是，虽然你并不了解他们，但是他们和你一样，对生活既有希望，也有恐惧。他们也像你一样，希望生

活幸福。所以，在内心和脑海中想着他们，重复上面的句子，祝福他们。

现在，如果你希望进一步练习，可以选择一个让你感觉不舒服的人（过去的或现在的）。这个人不一定是生活中让你最不舒服的人，你可以自由选择。然后，有意识地让其进入你的内心和意识，承认其也希望（或曾希望）快乐幸福，远离痛苦。重复上面的句子：愿他（她）远离痛苦。愿他（她）快乐健康。愿他（她）生活幸福。接下来，短暂停顿一下，认真倾听。注意自己身体的感受。看是否可以在不压制或评判的前提下探索这些感受。

请记住，任何时候如果你感到压力过大，或者被强烈感受和思想转移注意力，可以重新实施呼吸练习，让注意力集中到当前的身体上，并以善意对待自己。

最后，将你的爱心和善意扩展到所有人，包括你爱的人、陌生人和让你不快的人。这个练习的目的是将爱心和友善扩展到世界上的所有生命——请记住，所有生命也包括你自己。愿所有生命都远离痛苦，愿所有生命都快乐健康，愿所有生命都幸福。

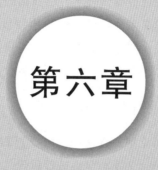

第六章

健身瑜伽教学

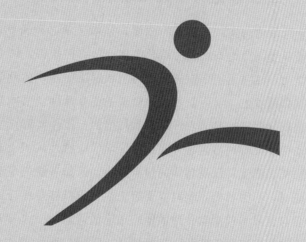

第一节　健身瑜伽教学原则

健身瑜伽教学原则是指在进行瑜伽教学时所依据的一系列基本理念和指导方针，这些原则确保教学过程既科学又系统，能够有效地传授瑜伽的知识和实践，同时促进学生的身心健康和个人成长。健身瑜伽教学原则是指导瑜伽教师和学生进行有效、安全练习的重要框架。健身瑜伽教学中应当遵循的教学原则主要有以下 7 个方面。

一、科学性与思想性相统一的原则

科学性与思想性相统一的原则是指在瑜伽教学过程中，既要让学生掌握一定的健身瑜伽科学文化知识和技能，又要对学生进行思想品德、心理健康等方面的教育。首先，瑜伽教学活动必须是科学的，即教学内容必须是科学的、正确的，教学方法、教学组织形式和教学评价方式必须是合适的、有效的。瑜伽作为东方传统体育文化的一部分，具有悠久的发展史。在瑜伽教学活动中，瑜伽教师要紧紧围绕"健身育人"理念取其精华，去其糟粕，选取科学、优质的教学内容进行课堂教学。其次，教学活动应当具有一定的思想性，也就是说，应当适时结合教学内容，根据学生身心情况，合理地、灵活地对学生进行思想教育，把握每一次与学生的对话、交流，把思想教育贯穿瑜伽教学全过程。例如，在解读瑜伽中"韧性"概念时，引申出"思想韧性""艰苦奋斗""吃苦耐劳"的精神；解读瑜伽中"平衡"概念，引申出"压力管理""劳逸结合"的生活工作理念。

二、理论与实践相联系的原则

理论与实践相联系的原则，是指教学必须密切联系学生生活和社会工作实践，使学生在理论与实践的结合中理解和掌握知识，培养学生运用知识解决实际问题的能力，注意运用知识去分析问题和解决问题，达到学懂学会、学以致用的目的。在瑜伽课堂上，学生学习到的知识主要有两种：书本知识和身体体验感受。前者主要以获得间接经验为主，很容易与生活、工作实际产生脱节，这就要求教师在教学活动中要及时调整教学方法，引导学生从感性认识上升到理性认识。后者主要是通过训练、感受，获得具体的切身体验，但如若缺失了理论的支撑，容易导致学生一叶障目，不明就里，此时需要组织学生积极储备相应的理论知识，并能够多组织学生参与实习实践活动，帮助他们正确地认识每一个知识，鼓励他们积极改造世界，善于将知识应用于实际，知行统一、学用一致。

三、启发与探究相结合的原则

启发与探究相结合的原则，是指在教学中教师要循循善诱、启发诱导，激发学生的学习积极性、主动性，引导他们积极思考、主动探究，培养他们自主掌握知识能力、分析问题及解决问题的能力。瑜伽作为一项融合了哲学、心理学、体育科学、康复医学等多个学科基础知识的交叉应用型运动项目，单纯依靠教师的灌输是不足以更好地完成教学活动的，学生作为认识的主体，教师的启发与学生的主动探究相结合，教师重在引导学生主动探究，让学生能主动地获取知识，并在这一过程中促进能力的发展。

四、循序渐进原则

循序渐进原则是指根据练习者身体训练的水平，逐渐增加训练频率、强度、时间、难度和类型，或者综合调整这些成分实现技能水平、运动能力及身体素质的提升。循序渐进原则强调教学过程应遵循学生的认知发展规律和学科知识的内在逻辑，逐步、连续地引导学生学习，从而掌握基础知识并形成基本技能。各学科通常具备特定的逻辑结构和知识体系，而学生的身心发展则呈现出一定的阶段性和顺序性。在学习过程中，学生的认知能力由浅入深、由具体到抽象、由现象到本质地逐步提升。因此，瑜伽教学活动的组织与设计既需尊重学科知识的逻辑关系，又需符合学生的认知发展水平。只有在理顺学科知识的基础上进行教学，学生才能构建系统的知识体系，培养严密的逻辑思维能力；同时，瑜伽课程教学活动也必须与学生的认知水平相匹配，才能有效促进知识获取，使教学真正发挥其应有的作用。

五、安全性原则

瑜伽教学的安全性原则是确保学生在练习过程中获得有效、安全体验的基础，具体包括学生评估、强调正确的动作模式、倾听身体信号、使用辅助工具、创造良好的环境、教授呼吸技巧、反馈与调整及紧急处理准备。课程开始前，教师需对学生的身体状况和运动能力进行全面评估，以制定个性化教学计划，识别健康问题。教学应逐步增加难度，避免学生因急于求成而受伤，同时强调正确的身体对齐，减少受伤风险。鼓励学生关注身体感觉，适时调整动作，使用瑜伽垫、

砖块和带子等工具提高舒适度和安全性。在良好的练习环境中，教师还需教授呼吸技巧，以增强练习效果，并定期给予反馈，帮助学生纠正姿势并提升自信。最后，教师应具备紧急处理知识，以应对突发情况，从而为学生提供一个安全、有效的练习环境，促进身心健康与和谐。

六、全面性原则

全面性原则是指在教学中采取一种综合性、发展性和个性化的方法，以促进学生在身体、心理和社会适应能力等多方面的全面发展。这一原则强调教学内容应该涵盖瑜伽的各个方面，包括体位法、呼吸技巧、冥想和哲学，同时考虑到学生的不同需求和背景，提供定制化的教学支持。它倡导通过实践和互动来加深学生对瑜伽知识的理解和应用，鼓励学生积极参与并体验瑜伽带来的身心变化。此外，全面性原则还提倡使用多元化的评价体系来全面评估学生的学习成果，包括技能掌握、理论理解、学习态度和个人成长。教学环境的优化和专业师资队伍的建设也是这一原则的重要组成部分，它们共同确保了瑜伽教学的质量和效果。这一原则旨在培养学生的终身学习习惯，使瑜伽不仅作为一种身体锻炼，更作为一种生活方式和精神修养，帮助学生在校园内外都能实现自我提升和全面发展。

七、因材施教原则

因材施教原则是教育领域的一项核心指导思想，它强调教师在教学过程中应充分考虑每个学生的独特性，包括他们的能力水平、学习风格、兴趣爱好和个性特点。这一原则要求教师不仅要关注学生的共性，更要重视他们的个性差异，通过个性化的教学方法和策略，为每个学生提供适合其发展需求的教育。这意味着教师需要灵活地调整教学计划，采用多样化的教学手段，提供差异化的指导和支持，以及创造一个包容和鼓励性的学习环境。通过这种方式，每个学生都能在他们的学习过程中获得必要的关注和资源，以促进他们的个人成长和成功。因材施教不仅有助于提高学生的学习成效，还能激发他们的学习兴趣，培养他们的自信心和自主学习能力，最终帮助他们发掘自己的最大潜能。

第二节　健身瑜伽教学方法

一、教学方法概述

教学方法是教师和学生为了实现共同的教学目标，完成共同的教学任务，在教学过程中运用的方式与手段的总称，它包括教师教的方法和学生学的方法两方面，教师教的方法不仅关系着教学任务的完成，而且影响着学生用什么方法去掌握知识，影响着学生技能的培养。同样，学生学的方法也影响着教师教的方法效能的发挥。正所谓"教学有法，教无定法，贵在得法"，也就是说，教学可以运用任何一种方法，但一定要使用得当。

教学方法的主要特征有两个。一是目的性。教学方法产生于实现教学目的的需要，是为目的、任务服务的，并受其制约。随着社会的发展，会引发教学目的、教学任务及教学内容的不断更新，会推动教学方法改革、构建、创新教学方法。二是双边性。教学方法是组织教师与学生为传承知识、技能，促进学生德、智、体、美、综合实践活动能力全面发展，而共同进行的教与学的双边互动活动。

二、常用教学方法

1. 讲授法

讲授法是指教师通过语言系统连贯地向学生传授知识的方法。讲授法通过循序渐进地叙述、描绘、解释、推论来传递信息、传授知识、阐明概念、论证规律、引导学生分析问题，并促进学生向培养目标发展。讲授法分为讲述、讲解、讲读和讲演等方式。讲述是指瑜伽教师向学生叙述事实材料、描绘所讲的对象。讲解是指瑜伽教师对概念、原理、规律等进行说明、解释和论证。讲读是指瑜伽教师把讲和读结合起来使用，比如重要概念常用此方法。讲演是指瑜伽教师把讲与演讲结合起来使用，比如所讲内容趣味性强且简单易掌握。

2. 示范法

在瑜伽教学中，教师向学生示范正确的动作或运动过程是关键。多数学生是视觉学习者，他们需要看到一个动作到位和技术精湛的演示，以便自己很好地完成动作，瑜伽教师确保为学生至少示范一次动作过程或动作，包括任何有调整的动作。瑜伽教师需要不断地练习自己的动作，这样才可以成为一个好的示范者，从而激励学生，并保障课程安全、有效。示范教学法是指教师在课堂上通过亲自展示或使用辅助工具来呈现各种动作、技能和过程，使学生能够通过观察和模仿来学习和掌握知识与技能。这种方法强调教师的引导作用和学生的参与体验，不仅局限于视觉观察，而是通过多种感官体验来加深理解。例如，在教授瑜伽课程中，教师可以通过示范如何使用瑜伽砖来辅助体式练习，让学生观察并模仿正确的使用方法。在学习过程中，教师可以让学生亲手操作瑜伽砖，通过触觉和动作实践来感受其辅助作用。此外，教师还可以鼓励学生探索瑜伽砖的其他潜在用途，然后进行集体讨论和分享，以促进学生创新思维和实践能力的发展。通过这种示范和实践相结合的教学方法，学生能够更加深入地理解和掌握瑜伽动作及其辅助技巧。

3. 完整教学法

完整教学法是指从动作的开始到结束，不分段落，全要素完整传授某种动作或套路的方法。其特点是便于掌握动作或套路的完整概念，但不易掌握动作中较难的环节和要素。完整教学法可用于多要素动作和团体展演的教学。多要素教学是指针对两个或两个以上的要素连接，构成复合型动作的教学。在强调注重单个要素质量的同时，又要加强各要素技术要点的教授，使学生在大脑中形成连贯、完整的技术概念，进而掌握多要素配合。团体展演教学多用于瑜伽大型比赛展演，学生先以小组为单位进行训练，熟练后再根据队形变化要求，完成一个完整的展演节目。瑜伽团体教学评价标准是集体的合成排练效果和学生之间的协作熟练程度。

4. 分解教学法

分解教学法，是把一个完整的动作合理地分成几个部分进行教学的方法。其特点是可以简化教学过程，有利于加强复杂或有难度动作的学习。常用的分解教学法有单纯分解法、递进分解法、顺进分解法和逆进分解法。纯分解法是指把所教内容分成若干部分，先将各部分逐一学习，掌握后再综合各部分进行全部学习。递进分解法指先教第一部分再教第二部分，然后第一二部分结合起来教学，学会后再教第三部分。第三部分学会后，再把3部分结合进行教学，如此递进地教学，直到完整地掌握动作。顺进分解法是指先教第一部分，学会后再教第二部分，第一、二部分学会后，再教第三部分，如此直接前进，直到完整学会为止。逆进分解法是指把教学内容分成若干部分，先教最后一部分，逐次增加教学内容到最前一部分，如此进行直至掌握完整的瑜伽技术，比如，将某个组合的难度动作先提出来学习，待学生掌握后再由难度动作开始顺着往前推内容，这种方法在教学中的运用也较多，其目的是便于突出动作的重点和难点。例如：进行传统拜日式教学时，将教学环节分为动作教学与呼吸教学两大部分。动作教学又可以将7个单独体式单独讲授，学生掌握后，将动作串联起来形成一个回合，左右两个回合为一个完整的拜日式。学生掌握后，在进行呼吸教学时，每一个动作起始、转换均配合特定呼吸、凝视点等，至此，完成拜日式的教学。

5. 重难点教学法

重难点教学法是一种专门针对瑜伽教学中关键和复杂部分的教学策略，它侧重于识别和解决学生在学习过程中遇到的难题。这种教学法要求教师具备敏锐的洞察力，能够准确找出课程中的重点和难点，并通过分层次教学、多样化的教学手段、个性化指导、循序渐进的课程设计、实践与体验的结合、互动与合作的学习环境、持续的反馈与评估、正面的激励与鼓励，以及整合各种教学资源来提高教学效果。其核心目标是帮助学生深入理解瑜伽的精髓，克服学习障碍，提升技术水平，培养自我练习的习惯，并在瑜伽的实践中达到身心的和谐与健康。通过这种全面而细致的教学方法，学生能够在教师的引导下，逐步掌握瑜伽的深层知识和技巧，从而在练习瑜伽的道路上不断进步和成长。

6. 讨论法

讨论法是学生在教师指导下为解决某个问题进行探讨、辩论，从而获取知识的一种方法。讨论法有利于学生集思广益、互相启发、加深理解；但是运用讨论法需要学生具备一定的基础、一定的理解力，因此在高年级运用较多。运用讨论法的基本要求：第一，讨论前做好充分准备。讨论的问题要有吸引力。抓好问题是讨论的前提，问题要有吸引力，能激起学生的兴趣，有讨论、钻研的价值。第二，讨论中要对学生进行启发诱导。启发学生独立思考，勇于发表自己的看法，围绕中心议题发言。第三，在讨论结束时要作好小结。讨论结束前，教师要简要概括讨论情况，使学生获得正确的观点和系统的知识，纠正错误、片面或模糊的认识。对于疑难和有争论的问题，教师应尽力阐明自己的看法，但要允许学生保留意见。

7. 激励法

在瑜伽教学中，教师可以运用语言对学生的表现进行评价与鼓励，营造积极的课堂氛围，使瑜伽教学训练的效果最大化。教师要积极使用正面心理暗示，帮助学生摆脱不必要的过度担忧，通过瑜伽练习更加勇敢。教师对于初学者的提示要简单、崇尚快乐、询问他们状况如何、避免竞争、引导其享受过程；对于中级练习者的提示要具有教育意义且有详细的说明、给予触觉提示、培养技能和自信心；对于高级练习者，教育性提示要少、鼓励通过努力获得更大限度的发挥、适当鼓励参与竞争。

8. 提问法

瑜伽教学要注重学生发现问题的能力培养。在教学中，教师与学生之间，或学生与学生之间要经常提出一些问题来解答。学生的问与答，本身就是一个思考问题的过程，教师首先要知道正确的动作做法和技术，才能提出问题与解答问题，否则，只能无言以对。因此，提问法的作用在于启发和诱导学生去积极思考、主动学习。

9. 提示法

提示法在瑜伽教学中是一种多样化的教学手段，它包括姿势提示、预期性提示、安全提示、教育性提示、呼吸提示、激励和肯定提示、内在专注和心理积极转变提示、视觉提示和触觉提示等多种类型。姿势提示侧重于指导学生如何正确地摆放身体部位和使用关键肌群，预期性提示则帮助学生预知和准备即将到来的动作，安全提示确保学生在练习中避免受伤，教育性提示提供体式背后的知识和原理。激励和肯定提示用于鼓励学生，增强他们的自信心和积极性，而内在专注和心理积极转变提示则通过想象力和正面语言引导学生进行内在的探索和心态的调整。视觉提示利用示范和指示帮助学生理解体式，触觉提示则通过教师的直接接触来引导学生的动作和感知。这些提示法的运用需要教师具备敏锐的观察力、丰富的教学经验和对学生需求的深刻理解，以便在课堂上灵活运用，确保每位学生都能在瑜伽练习中获得最佳的体验和进步。

第三节　健身瑜伽套路创编

一、创编内容

(一)竞赛项目创编

1. 单人项目(男单、女单)

自编套路中的体式必须在《健身瑜伽体位标准》中选取，并包含 6 个类别(前屈、后展、侧弯、扭转、平衡、倒置)。

2. 双人项目(混双、女双)

自编套路中的体式必须在《健身瑜伽体位标准》中选取，并包含 6 个类别(前屈、后展、侧弯、扭转、平衡、倒置)。

双人项目自编套路的开始和结束须有固定造型。

3. 集体项目(5~9 人)

自编套路中的体式必须在《健身瑜伽体位标准》中选取，并包含 6 个类别(前屈、后展、侧弯、扭转、平衡、倒置)。

运动员在自编套路比赛中须同时完成以下 5 个规定体式。

(1)前屈类：站立前屈伸展式。

(2)后展类：骆驼式。

(3)倒置类：单腿下犬式。

(4)平衡类：战士三式。

(5)扭转类：侧角扭转式。

每个套路的开始和结束须有固定队形，且至少有 3 次队形变换。

(二)比赛时间创编

(1)单人：120 秒±5 秒。

(2)双人：180 秒±5 秒。

(3)集体：180 秒±5 秒。

(三)比赛音乐创编

(1)比赛必须在音乐伴奏下进行，预赛、复赛环节和规定套路比赛均采用组委会音乐。

(2)自编套路的音乐根据编排自行选择。符合社会主义核心价值观，但不得含有唱诵及宗教色彩的内容。

(四)比赛服装创编

(1)女运动员着贴身瑜伽服，简洁得体，美观大方，能充分展现肢体轮廓和体式细节。

(2)男运动员可搭配运动短裤或长裤，不可着浅色紧身裤，不可赤裸上身。

(3)不得有宗教、迷信、广告性质的符号。

(4)佩戴组委会提供的比赛号码牌。

(5)运动员身上不得出现文身。

(6)严禁佩戴坚硬、尖锐等容易造成伤害的饰物，如手表、腰带、耳环等。

二、创编注意事项

(一)体式类型的完整性

在瑜伽套路的编创中，确保体式类型的完整性是构建一个全面练习的基础。在编创瑜伽套路时，确保套路包含各种类型的体式是非常重要的。这不仅有助于身体的全面锻炼，也能够提高练习的多样性和趣味性。体式类型应涵盖前屈、后展、侧弯、扭转、平衡和倒置等，以确保身体各个部位都能得到均衡的锻炼。编创者应当深入理解每个体式的生理和心理效益，以及它们如何相互作用以促进身体的和谐与平衡。例如，前屈类体式能够拉伸脊柱和腿部肌肉，缓解背部紧张；后展类体式则有助于增强背部肌肉的力量和灵活性，打开胸腔，提升呼吸深度。侧弯类体式可以改善脊柱的侧向柔韧性，促进腰腹肌肉的均衡发展；而扭转类体式则能够刺激内脏器官，促进消化系统的健康。平衡类体式对于提高身体的稳定性和协调性至关重要，它们要求练习者集中注意力，增强核心力量。倒置类体式则有助于改善血液循环，减轻下肢和脊柱的压力，同时也能够平静心灵，减轻焦虑和压力。

(二)体式衔接的流畅性

体式衔接的流畅性是瑜伽套路中至关重要的一环，它直接影响到练习的连贯性和练习者的能量流动。编创者应当精心设计每个体式之间的过渡动作，使得动作之间的转换自然而不失节奏感。这要求编创者对体式的动态和静态特性有深刻的理解，以及对练习者身体运动的洞察。例如，从站立体式过渡到地面体式时，可以设计一个流畅的下蹲或前屈动作，而不是生硬地跳跃或突然地坐下。这样的过渡不仅能够减少对关节的冲击，还能够增强练习的流畅性和美感。编创者还应该考虑体式在空间中的布局，避免出现大幅度的位移，确保整个套路在空间上的连贯性。体式过渡还可以通过缓慢的呼吸引导，使得练习者在移动中保持专注和控制。此外，适当融

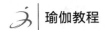

入武术、舞蹈、太极等其他元素，可以增加套路的多样性和表现力。

(三)体式标准的规范性

体式标准的规范性是确保瑜伽练习安全性和有效性的关键。编创者在设计套路时，必须确保每个体式都符合《健身瑜伽体位标准》的要求，避免出现常见的错误，如髋关节屈曲幅度不够、背部平展度不够、膝关节超伸或弯曲等。这不仅有助于提高练习的效果，还能够减少受伤的风险。编创者应该对体式的正位有清晰的认识，并能够指导练习者正确地执行每个体式。此外，对于体式质量的评分，编创者应该了解不同难度体式的分值，并在套路中合理地安排这些体式，以展现练习者的技术水平。

(四)背景音乐的契合性

背景音乐是瑜伽套路中的重要组成部分，它不仅能够增强练习的氛围，还能够引导练习者的情绪和能量。编创者在选取音乐时，应该选择那些能够与体式节奏相匹配的音乐，使得音乐和体式能够相互融合，相得益彰。音乐的选择应该考虑到套路的主题和氛围，以及练习者的情感需求。例如，一个以放松和冥想为主题的套路，应该选择柔和、舒缓的音乐；而一个以活力和挑战为主题的套路，则可能需要节奏明快、激励人心的音乐。此外，音乐的时长也应该与套路的时长相匹配，确保音乐能够在套路的开始和结束时自然地起止。最后，音乐的选择应该符合社会主义核心价值观，不得含有唱诵及宗教色彩的内容，以确保音乐与瑜伽练习的精神相一致。

(五)舞台表现的艺术性

舞台表现的艺术性是瑜伽套路编创的高级阶段，它要求编创者不仅关注体式的技术性，还要关注套路的整体美感和表现力。这包括服装的选择、舞台的布局、面部表情的变化等。服装应该既符合瑜伽练习的要求，又能够突出练习者的身体线条和气质。舞台布局则应该有助于增强套路的视觉效果，使得整个表演更加吸引人。编创者还应该指导练习者如何通过面部表情、眼神交流和肢体语言来表达体式的情感和内涵，使得整个套路不仅是一种身体练习，也是一种艺术表现。通过精心设计的舞台表现，瑜伽套路可以成为一种视觉和情感的盛宴，为观众带来深刻的艺术享受。

三、创编套路展示要点

在健身瑜伽套路的展示中，无论是单人、双人还是集体项目，都应该体现出瑜伽的内在精神和外在美感。以下是针对不同项目的展示要点。

（一）单人项目展示

1. 体式精准与稳定

每个体式都应该展现出精准的位置和良好的稳定性，这不仅体现了练习者的技术，也是瑜伽精神的体现。在单人展示中，练习者可以通过对体式的深入理解和身体控制，展现出瑜伽体式的优雅和力量。这种精准性要求练习者对体式的细节有深刻的认识，包括身体各部位的正确摆放、呼吸的协调及意识的集中。

2. 个人风格的表现

单人展示中，练习者可以更多地展现个人的风格和特点，通过独特的体式演绎和情感表达，使表演更具个性化。这种个性化的表现可以通过对体式的创新演绎、音乐的选择或者对瑜伽哲学的个人理解来体现。个人风格的展现也是练习者个性和创造力的体现，它能够让表演更加生动和有吸引力。

3. 情感的传达

通过面部表情和呼吸的节奏，传达出瑜伽练习中的平和、专注和内在的力量。练习者应该通过内在的情感体验，将瑜伽的内在精神通过外在的体式表现出来，与观众建立情感上的联系。情感的传达是瑜伽表演中最为微妙和深刻的部分，它能够触动观众的心灵，使他们感受到瑜伽的内在美。

（二）双人项目展示

1. 默契的配合

双人项目中，两位练习者之间的默契配合至关重要，每一个动作的同步和相互支持都能增强表演的吸引力。这种配合不仅体现在体式的同步上，还包括呼吸的协调和情感的共鸣。默契的配合需要双方深入沟通和无数次练习，以达到在表演中的完美同步。

2. 体式的创新与协调

在保持体式标准的同时，双人项目可以有更多的创新空间，通过独特的体式组合和流畅的转换，展现双人瑜伽的魅力。这种创新可以通过探索体式之间的新连接、尝试新的过渡动作或者创造新的配合方式来实现。创新与协调的结合是双人瑜伽表演中最吸引人的部分，它不仅展示了练习者的身体能力，也展示了他们的创造力和艺术感。

3. 情感的交流

双人练习不仅是技术的展示，更是情感交流的过程，通过眼神交流和动作的协调，传递出瑜伽中的和谐与共鸣。这种情感交流可以通过共同完成高难度体式、相互支持和鼓励来加强。情感的交流是双人瑜伽表演的灵魂，它能够使表演更加动人和有感染力。

(三)集体项目展示

1.团队的统一性

集体项目中，团队的统一性和协调性是展示成功的关键，每个成员都应该在动作、呼吸和节奏上保持一致。这种统一性可以通过团队的反复练习和默契地培养来实现。团队的统一性是集体瑜伽表演的基础，它要求每个成员都能够完全融入团队，共同创造出一个和谐的整体。

2.队形的变化与创意

通过精心设计的队形变化和创意编排，集体项目可以展现出瑜伽的多样性和团队的力量。队形的变化可以增加表演的动态感和视觉冲击力，同时也能够体现出团队的协作和创意。创意的编排是集体瑜伽表演的亮点，它能够使表演更加丰富多彩和有吸引力。

3.整体的视觉冲击力

集体项目应该注重整体的视觉冲击力，通过服装、音乐和舞台效果的配合，为观众带来震撼的视听体验。这种视觉冲击力可以通过统一的服装配色、精心设计的舞台背景和灯光效果来增强。视觉冲击力是集体瑜伽表演的外在表现，它能够使观众被表演吸引，并留下深刻印象。

参考文献

[1] B. K. S. 艾扬格. 艾扬格瑜伽[M]. 莫慧春, 译. 天津: 天津社会科学院出版社, 2010.

[2] 张敬敬. 看漫画, 学瑜伽: 练对比练会更重要[M]. 北京: 中信出版集团, 2022.

[3] 张蕙兰, 柏忠言. 瑜伽: 气功与冥想[M]. 北京: 人民体育出版社, 1986.

[4] B. K. S. 艾扬格. 瑜伽之光[M]. 北京: 世界图书出版公司北京公司, 2005.

[5] 王华威, 周涛. 瑜伽从新手到高手[M]. 北京: 电子工业出版社, 2020.

[6] 斯考特. 阿斯汤伽瑜伽[M]. 饶秋玉, 译. 沈阳: 辽宁人民出版社, 2007.

[7] B. K. S. 艾扬格. 艾扬格瑜伽入门教程[M]. 蔡孟梅, 译. 南京: 江苏凤凰美术出版社, 2015.

[8] 简·约翰逊. 体态矫正指南[M]. 北京: 人民邮电出版社, 2019.

[9] 海伦·范德堡. 融合训练. 健身、瑜伽、普拉提和芭蕾形体动作的混合练习和方案设计[M]. 北京: 人民邮电出版社, 2018.

[10] B. K. S. 艾扬格. 艾扬格瑜伽: 精进习练指南[M]. 田燕, 潘雨, 译. 天津: 天津社会科学院出版社, 2014.

[11] 李少波. 大学瑜伽教程[M]. 成都: 四川大学出版社, 2020.

[12] 格温·劳伦斯. 体育运动中的力量瑜伽: 提升柔韧性、恢复身体平衡和优化专项表现的体式与序列[M]. 舒恩瑶, 译. 北京: 人民邮电出版社, 2021.

[13] 梁龙蜀. 冥想: 日日静心的活法[M]. 北京: 北京时代华文书局, 2021.

[14] 闫琪. 膝关节功能强化训练: 预防损伤、缓解慢性疼痛与提升运动表现[M]. 北京: 人民邮电出版社, 2022.

[15] 王苗, 刘化侠, 万学英, 等. 呼吸训练在非呼吸系统疾病中的应用现状及启示[J]. 中华护理杂志, 2013, 48(11): 1030-1032.

[16] 杨晓平. 教育学[M]. 上海: 华东师范大学出版社, 2016.

[17] 任仕君. 教育学基础[M]. 北京: 北京师范大学出版社, 2013.

[18] 万秦华. 教育学基础[M]. 西安: 陕西人民出版社, 2013.

[19] 夏征农, 陈至立. 大辞海·医药科学卷[M]. 上海: 上海辞书出版社, 2015.

[20] 克里斯廷·费尔斯特德. 跑者瑜伽: 消除疼痛、预防损伤和提升运动表现的针对性练习(修订版)[M]. 北京: 人民邮电出版社, 2021.

[21] 崔东红, 蒋春雷. 冥想: 科学基础与应用[M]. 上海: 上海科学技术出版社, 2021.

[22] 纪树荣. 运动疗法技术学(第二版)[M]. 北京: 华夏出版社, 2011.

[23] 潘珊珊. 运动解剖学[M]. 北京: 人民体育出版社, 2007.

[24] 简·约翰逊. 拉伸治疗操作指南[M]. 林永佳, 陈方灿, 译. 天津: 天津科技翻译出版有限公司, 2017.

[25] 周里. 运动人体科学理论与实践(上)[M]. 西安: 陕西师范大学出版社, 2016.

[26] 全国体育院校教材委员会. 运动生理学[M]. 北京: 人民体育出版社, 2022.

[27] 陆耀飞. 运动生理学[M]. 北京: 北京体育大学出版社, 2007.

[28] 布朗蒂娜·卡莱-热尔曼. 呼吸运动全书[M]. 刘菁, 译. 北京: 北京科学技术出版社, 2021.

[29] 姚卫群. 古印度六派哲学经典[M]. 北京: 商务印书馆, 2003.

[30] 德斯卡查尔. 瑜伽之心[M]. 陈丽舟, 朱怡康, 译. 北京: 电子工业出版社, 2014.

［31］ 室利·阿罗频多.瑜伽箴言［M］.徐梵澄,译.上海:华东师范大学出版社,2005.

［32］ 室利·阿罗频多.瑜伽书札集［M］.徐梵澄,译.上海:华东师范大学出版社,2005.

［33］ 室利·阿罗频多.瑜伽的基础［M］.徐梵澄,译.上海:华东师范大学出版社,2005.

［34］ B.K.S.艾扬格.艾扬格调息之光［M］.付静,译.海口:海南出版社,2015.

［35］ 玛丽·M.约克.团体健身:团课设计与教学指导(第4版)［M］.谢毓函,译.北京:人民邮电出版社,2023.

［36］ 汉森,蒙迪思.冥想5分钟,等于熟睡一小时［M］.姜勇,译.南京:江苏凤凰文艺出版社,2015.

［37］ 格奥尔格·福伊尔施泰因.瑜伽之书［M］.闻风,朱彩虹,黄祺杰,译.海口:海南出版社,2016.